「歯医者が怖いあなた」はまったく悪くない！

すべては歯科恐怖症の方の
笑顔のために

歯科心理カウンセラー／歯科医師／さくら百華デンタルクリニック院長
おぎはら聡美

SUN RISE

はじめに

この本を手に取っていただいている皆様は、

「自分は歯科恐怖症なのかしら？」
「歯科恐怖症を克服する方法はあるのかしら？」

あるいは、

「歯科恐怖心をなんとかしたい」
「どこの歯科医院なら通院できるんだろう」

また、

「歯医者に行くのが怖くて、口の中がボロボロになるまで放置してしまった……怒られたりしないかしら……」

など、さまざまな思いを抱えていらっしゃるのだろうと思います。

「まずは何とかして自分を変えたい」

そう思われた勇気に心から敬意を表したいと思います。

はじめまして。

私は「歯医者が怖い方のためのさくら百華デンタルクリニック」院長、おぎはら聡美と申します。

歯科医師となって10年以上が経ちますが、私は主に歯科への恐怖心から歯科にかかることができない、また歯科に過度な緊張を持たれている患者様を中心に診療させていただきました。

嫌な思いがありながらも、勇気を持って治療にいらっしゃる患者様を見て、

「日本にはこんなにも多くの歯科恐怖症の患者様がいらっしゃるんだ」

ということ、そして、

「歯科恐怖症の方々をサポートする歯科医師になりたい」

と思い、私は歯医者が怖い方のためのさくら百華デンタルクリニック（旧オダサガ歯科健美サポートクリニック）を開業したのです。


もともと私も歯医者が嫌いで、怖いのも痛いのも大嫌い。

「歯科医師がこんなことを考えていていいのかしら？」と悩む時期もありました。

しかし、歯科恐怖症の患者様にお会いしたことで、自分の感じていることがそのまま患者様への理解につながることを気づきました。

「歯医者に行きたくない、痛い思いをしたくない」という患者様の気持ちを自分のことのように感じられたのが良かったのかもしれません。

現在では、市外だけでなく、県外からも歯科恐怖症に悩む患者様が大勢いらっしゃってくださるようになりました。

こうした多くの患者様がいるからこそ私は、歯科恐怖症についての理解をより深めることができたのです。

私がこれまでお会いした歯科恐怖心の強い患者様は、真面目で責任感の強い方ばかり。

人に気を遣う心の優しい方々です。

今までさぞかし悩み、お辛い思いをされたかと思います。

しかし、この本を手に取っていただいたということは、「変わりたい」、「このままではいけない」そう思われたからではないでしょうか。

そう思えることで、すでに確実に一歩踏み出していらっしゃるのです。

本書は、そんな歯科恐怖症の方に向けて書かせていただきました。

第1章では、これまでに私が担当した患者様とのエピソードをお伝えしていきます。

きっと皆様には、「ああ、自分も全然おかしくないんだ」「私と同じような人も、沢山いるんだ」と思っていただけると思います。

第2章では、皆様がなぜ「歯科嫌い」「歯科恐怖症」になってしまったのか、その原因についてご説明します。

先にお伝えしておきますが、「歯医者が嫌い、苦手」という人はとても多くいらっしゃいます。

私はむしろ「歯医者が苦手、怖い」という感情は当たり前のことだと思っています。

第3章は、私が歯科業界に必要と考える「歯科心理カウンセラー」という仕事についてです。

どうして歯科心理カウンセラーという仕事をつくろうとしたのか、患者様に何をする仕事なのか、どんな勉強をしているのか、詳しく説明していきます。

第4章では、歯科心理カウンセラーを置いている当院が実際に患者様に向けてどのようなことをしているのか、また歯科心理カウンセラーがいることによって、他の歯科医院とはどのような違いが考えられるのか、などをお伝えします。

第5章は、歯科心理カウンセラーという仕事が広がり、その資格を取った人がクリニックにいることによって、患者様とクリニックにどんな良いことが考えられるのか、などを説明しています。

お一人でも多くの歯科恐怖症の方のお役に立てるよう、歯科心理カウンセラーという仕事を社会に広げることを目指しております。この章は、歯科医の先生や歯科業界の方にもぜひ読んでいただきたい内容です。

長くなりましたが、この本が患者様の歯科恐怖心を乗り越えるきっかけとなり、歯科への信頼感を再び取り戻し、安定した口腔内を得ていただくことが私の一番の望みです。

患者様に沢山の笑顔の花が咲きますように。より素晴らしき人生となりますよう、心より祈念しております。

第1章　歯医者は怖くて当たり前？　歯科恐怖症の患者様エピソード

第2章 どうして歯科医師が嫌いになってしまうのか？

第3章 歯科心理カウンセラーとは？

第4章 歯科心理カウンセラーがいる歯科医院

第5章

歯科心理カウンセラーが
歯科医療の未来を変える

プロデュース：水野俊哉
取材協力：渡部憲裕（ライフプランニングサークル シャラク代表・歯科医師）
装丁・ブックデザイン：鈴木大輔（ソウルデザイン）
ＤＴＰ：株式会社キャップス
取材協力：掛端玲

第1章

歯医者は怖くて当たり前？歯科恐怖症の患者様エピソード

「3年間ネットサーフィンをして、ここなら行けると思いました」50代女性

「歯科恐怖症の患者様」と聞いて皆様はどんな印象を持ちますか？

「歯医者がとにかく怖くて、臆病な人なのかな」「自分の周りにはあまりいなさそう」と思うかもしれません。

しかし、2020年に日本歯科麻酔学雑誌に載っている論文によると日本人の実に11・3％が、程度の強い歯科恐怖心をもっているという研究結果があります。

これを単純に日本人の人口に当てはめて考えてみると、歯科恐怖心を持つ方は約1420万人ということになります。

日本の人口が約1億2000万人だと考えると、約8人に1人が歯科恐怖症心を抱えているのです。

そう考えてみると、意外と近くに歯科恐怖症の方がいることがわかります。

明らかな歯科恐怖症ではなくても、「歯医者に行くのが嫌だな」「気が進まないな」という思いを持たれている方はいらっしゃるのではないでしょうか。

そこで第1章では、実際に当院に来られた歯科恐怖症の方の事例をご紹介し、歯科恐怖症の実情についてお伝えしたいと思います。

最初にご紹介するのは、50代女性のAさんです。実は、Aさんとの出会いによって私は「歯科恐怖症の方の支えになりたい」という意思が明確になりました。私にとってもターニングポイントになった大切な患者様のお一人です。

予約当日、私はスタッフとともにAさんがいらっしゃるのを待っていました。するとと医院のドアをゆっくりと開けて、中に入ってこられる方がいらっしゃいました。

玄関から受付までは短い距離ですが、なかなかそこまでたどり着くことができず、待合室の椅子に座りしばらく心を落ち着かせているように見えました。

少しして受付スタッフが、

「こんにちは。今日はご来院ありがとうございます。お名前を伺ってもよろしいですか?」

とお尋ねすると、Aさんは小さな声でお名前を教えてくださいました。

問診票に記入をする際も極度に緊張されている様子がみてとれました。

問診票を書き終わった後、私はAさんに、

「診察室に入れそうですか?」

とお聞きしたところ、

「診察室に入ると思うと吐き気がします」

とおっしゃるのです。

そこで私は、

「Aさん、今日は受付でお話しておしまいにしましょう。ここで少しお話を伺わせてください」

と待合室の椅子に腰かけているAさんの横に座り、お話を伺うことにしたのです。

ゆっくりと、だけどしっかりとAさんは私に歯科医院での体験をお話してくださいました。

「子どもを出産後、育児に追われてなかなか歯医者に行けなかったんです。時々歯が痛いことはありましたが、我慢していました。子どもが2歳を過ぎて少し手がかからなくなった頃、やっと時間をつくり子どもを連れて歯医者に行ったんです。〝少し歯がしみるんです〟と言っただけなのに何の説明もなく、歯を抜かれてしまって……」

Aさんはそこまで言い終わると、手で顔を覆って泣き出してしまわれました。その時の気持ちを思い出されたのかもしれません。

私やスタッフもあまりのことにびっくりしてしまい、一緒に涙ぐんでしまいました。

「いきなり歯を抜かれて痛かったのと、歯を抜かれたショックから私は歯医者さんが信じられなくなってしまいました。〝行ったらまた抜かれるんじゃないか〟ということで頭がいっぱいになってしまったんです」

「歯医者に行けないなら、自分で何とか予防するしかない」

Aさんはそう思い、時間さえあれば歯科知識を調べ、質のいい歯ブラシや歯磨き粉を使っては一生懸命歯をきれいに保っていたそうです。

しかし、どうしてもご自身だけのケアでは限界があります。

歯石が溜まってきたり、歯の痛みがあったりして、当院に来るまでの約3年間、「どこの歯医者なら行けそうか」ずっとネットで探していたというのです。

Aさんのお話を聞きながら、私は「何とかしてAさんのお役に立ちたい」という気持ちがこみ上げてきていました。


その後、2回目の診療では、まず診療室に入り診療台の椅子に座るところから始めました。

「Aさん、椅子に座るのが嫌だったり、怖かったりしたらすぐに帰れます。それで誰もAさんに嫌な顔をしたり、怒ることはありません」

とお話しし、2回目は椅子に座り、さらにはレントゲン撮影まで行うことができたのです。

歯科恐怖症の方でなければ、痛みも何もないレントゲン撮影でそんなに緊張するの？　と思うかもしれません。

しかし、歯科恐怖症の方にとって、歯科医院に居ること自体、極度に緊張されているのです。

Aさんは3回目から椅子を倒して少しずつ診療ができるようになりました。

お口の中を診させていただくときも、痛くしないように優しく、そっと診ていきます。

また、治療の中で気分が悪くなったり「いったん止めてほしい」というときは、必ず手を止め、患者様のペースで進めていきます。

ひとつひとつ治療を進めていく中でAさんご自身にも小さな自信が生まれているようにみえました。

実際、歯を削ったり詰め物の治療もできるようになっていったのです。

しかし、神経の治療をしようとしたときのことです。

これまでとは少し違う治療のため、怖さも極度になってしまったのかもしれません。

椅子の上で体育座りをして全身を震わせながら、

「もう無理……もう無理……先生できません……」

と歯もガタガタ震えながら私たちにそうおっしゃるのです。

「Aさん、怖いですよね。そうしたら今日は神経の治療はやらないようにしましょう。フタだけして、次回にやればいいですよ」

とお伝えしたところ、

「でも先生、私はせっかく来れたし、ちょっとずつ歯もキレイになってるし、先生の時間を取ってるのをわかってるから、やってほしいんです」

と訴えるのです。

そこでAさんが落ち着かれるのを30分ほど待ち、ゆっくりと神経の治療をしたこともありました。

そうやって少しずつ治療していった結果、私たちの間には「同志」のような強い絆がうまれました。

それから1年後、Aさんは自らインプラント手術をのぞまれるなど、歯科恐怖症を克服することができたのです。

今でも定期的に当院を訪れ、私やスタッフとのおしゃべりに花を咲かせています。

歯科恐怖症の方は、「病院に行くことができない」という恐怖から、歯科知識を豊富に持たれていたり、しっかりブラッシングしたりと口腔環境に対する意識が高くなる傾向があります。

また、歯科医院に行けないことを自分のせいにしてしまう、真面目で、優しい方がほとんどなのです。

「来るまでに1年以上かかりました」60代女性

つぎにご紹介するのは、60代の女性Tさんです。

歯科医院に来るのは5年以上ぶりというTさん。

受付スタッフが、

「Tさん、今日はお待ちしておりました。貴重なお時間をいただいて本当にありがとうございます」

とお声がけをすると緊張した糸がゆるんだのか、涙をこぼされました。

そっと涙をぬぐいながら、Tさんは当院の近くに住んでいること、そしていつも当院の前を通り過ぎては「今度こそ電話をかけて診療してもらおう」と思っていたことを教えて下さりました。

当院では、初回、ご希望される患者様には30分〜1時間ほどのカウンセリングの時間をもうけています。

Tさんは意を決して診察室に入ってこられ、診療台のいすに腰掛けると、歯科恐怖症になってしまったその経緯をお話してくださいました。

「40代の頃です。歯が痛くて自宅近くの歯医者さんに行きました。そのとき、歯も痛いしなかなか口を大きく開けられなかったんです。それなのに、そこの先生から〝口をもっと大きく開けて！〟と何度も大声で言われてしまって……。椅子を乱暴に倒されたこともありました。それから歯医者さんのことが怖くなってしまい、歯医者さんのことを考えると気持ちが沈むようになったんです」

歯科医院に通える精神状態ではなかったものの、Tさんは何度も前歯の詰め物が取れるようになってしまい、重たい気持ちを引きずって歯科医院に通い続けました。

「前歯の治療だけは、と思って歯医者に通ったんですけど……椅子を倒されるのも無理になってしまって、体を起こした状態で治療してもらっていたんです」

椅子を倒せないためどうしても一時的な治療しかできず、奥歯も詰め物が取れたまま過ごされてきたというのです。

Tさんはそのときのことを思い出しながら、自分がされて嫌だったこと、辛かったことをひとつずつ私たちに教えてくださいました。

ひと通り話し終えると、少し気持ちが楽になったのがみてとれました。

私は、

「Tさん、今日はお話を聞かせてくださりありがとうございました。今日は本当にやっとの思いで来られたんだと理解しています。本当にそれだけで、素晴らしいです。確実に一歩前進していらっしゃいます」

とお伝えし、Tさんの背中をさすりながら一緒に歯科医院に来られたことを喜び合いました。

Tさんのように、歯科医院で先生に大声を出されてしまったり、あるいは椅子を雑に倒されたりすることがきっかけで、心に傷を負ってしまうことは少なくないのです。

Tさんはその後数回、治療にチャレンジしましたが、どうしても椅子を倒すことができず、暫定的な詰め物での治療を何回か繰り返しました。

本格的な治療をするにはどうしても椅子を倒して行う必要があることをTさんにお伝えし、話し合いました。

その結果、眠っている間に治療が終わる「静脈内鎮静法」を用いて治療をすることになったのです。

長年本格的な治療ができなかったTさんにとって、それは大きな自信となりました。

最終的には全顎的にセラミック治療を行い、今では俳優さんのような美しい歯になっています。

「先生に静脈内鎮静法を勧めていただいたおかげで人生が変わりました」という言葉をいただけるのは、私たちにとっても本当にうれしいことです。

Tさんのように、どうしても椅子を倒すことができない方や、椅子に長時間座り続けることが難しい方の場合、静脈内鎮静法は極めて有用だと考えます。

歯科恐怖症の方にとって、その選択肢があることも知っておいていただけたら幸いです。

「先生、本当にありがとうございました」40代男性

「歯科恐怖症の方は女性が多いのでは？」と思われる方もいらっしゃるかもしれませんが、実は、そうではありません。

当院を訪れてくださった40代の方は、昔ラグビーをやっていたというラガーマンのHさんという男性でした。

受付時の受け答えは、仕事のできる明朗快活なサラリーマンといった様子だったこと、また問診表を書いていただいた際に「カウンセリング希望」にチェックがなかったことから「歯科恐怖症の方ではない」そう思っていました。

しかし、初回の診療のときです。

椅子を倒し、検査をしていくと、体全体がこわばり、緊張されているのがわかりました。

歯医者に来るのは2年ぶりくらいだとおっしゃっていたので、緊張されているのだろう、と思ったのですがしばらくすると私の膝に何か冷たいものが当たるのです。

ふと膝の方を見ると水が垂れていたので、「あら、機械が故障しちゃったかな……」と思ってふと顔を上げると、Hさんの頭から大量の汗がダラダラと出ていたのです。

椅子の枕カバーの色が変わるほど濡れているのがわかりました。

「Hさん、大丈夫ですか？　ご気分が悪いですか？」

とお聞きすると、手をぎゅっと握りしめながら、

「すみません、大丈夫です。すみません」

と繰り返すHさん。

そのとき、私の中でHさんもまた歯科恐怖症なのだということがわかりました。

そして「歯科恐怖症だ」と言い出せない苦しさも……。

治療後、

「Hさん、今日はご来院ありがとうございました。少しお話できますか？」

と私は声をかけました。

するとHさんは次のように話してくださったのです。

「歯が痛いのが我慢できずに、行ける歯医者さんを探していたんです。ラグビーをやっていたこともあって、歯はボロボロなんだろうなと思っていました」

そうだと思います。

お口の中を診させていただいたところ、折れていた歯も何本かありました。

この状態になるまで相当な痛みがあったはず。

それでも歯科医院に来られなかった、ということは歯科恐怖症、それも重度の部類に入ると私は感じました。


なぜ、歯医者に行けなくなってしまったのか。

どんな怖い思いをしたのか。

歯科恐怖症の患者様はご自身からその理由をお話する傾向にありますが、Hさんの場合は、ご自身から歯科医院に通えなくなった理由をお話されることはありませんでした。

ラガーマンで、体格も大柄、また忙しいサラリーマンということから、ご自身で自分を律する思いが強かったのかもしれません。

Hさんは「とにかく歯の痛みをなんとかしてほしい」ということでしたので、歯の痛みをとること、そしてその痛みが出ないよう根本治療も進めていきました。

誰しもそうですが、とくに歯科恐怖症の方は痛みにとても敏感な傾向があります。さらにHさんは「注射が苦手なんです」というお話もいただいていたため、局所麻酔をする際も極力痛みを感じないよう、またお声がけを欠かさないようにしました。麻酔の効果も手伝って、「ここでの治療は痛くない」と感じていただけたのが大きかったのだと思います。

1回ずつ治療が終わるたびに、Hさんの治療に対するモチベーションは上がっていきました。

治療10回目を数える頃には大量の汗もかかなくなり、治療も安心して受けていらっしゃいました。

最終的には、セラミックでの治療を希望され、最初に来られたときとはまるっきり違う本当にきれいな歯を手に入れることができたのです。

私たちも嬉しくなり、「Hさん、しっかり治療を頑張ったので、本当にきれいな歯になりましたよね。ますます笑顔が輝いて見えますよ！」とお伝えしたところ、Hさんも本当にうれしそうな笑顔を返してくださったのです。

「この後は3ヶ月に1回の定期検診をお勧めします」とお伝えした治療の最後の日、Hさんに改まった声で「先生」と声をかけられました。

私がHさんの方を見るとHさんは、

「あんなに痛かった歯の痛みがなくなりました。歯に気を使わずにご飯が食べられるようになったのも、こんなにきれいな歯になったのも、先生のおかげです。本当に先生のところで治療して良かった」

と言ってくださったのです。

私も周りにいたスタッフもその言葉を聞いて、涙が止まらなくなってしまいました。

Hさんからは、ついに歯科恐怖症だというお話や、「歯医者が怖い」「歯医者なんて嫌い」というお話は伺いませんでした。

しかし、そういったことをあえて聞かなかったことがHさんにとっては正解だったのだろうと感じています。

歯科恐怖症の方は、ご自身のことをすべてお話しできる方ばかりではありません。

「歯医者が怖いなんて大人なのにみっともない」

「歯医者に行きたいけれど、歯医者のことなんて大嫌いなんて言えない……」

「カウンセリングって特別な人のためのものだから、恥ずかしい」

そんな風にとらえてしまって、歯の悩みをなかなか相談できない人が圧倒的に多いのです。

私は常々患者様にお伝えしていることがあります。

「口の中って自分でもなかなか見ないし、すごくプライベートな部分ですよね。だから、歯医者さんに行って何か治療されるって、抵抗があって当たり前なんですよ」

そういうと、患者様もどこかほっとしたような顔をしてくださいます。

Hさんのように、なかなか自分をさらけ出せない方にこそカウンセリングを受けていただきたい。そう思って私は日々、患者様と向き合い続けています。

「子どもが〝あの歯医者さんなら行きたい〟っていうんです」30代女性・親子

歯科恐怖症は、大人がかかるもの、と思われがちですが実はお子さんも歯科医院で怖い思いをしすぎてしまうと、「歯医者に行けない」という歯科恐怖症になってしまうことがあるのです。

「子どもの歯を診てほしい」当院にいらっしゃったのが幼稚園に通う4歳の女の子Cちゃんと、そのお母さんでした。

そこで詳しく話を聞いてみると、Cちゃんのお母さんはつぎのように話してくださいました。

「Cが〝歯が痛い〟というので近くの歯医者さんに連れて行ったんです。そこでCの様子を先生に告げると、〝お母さんは下がっていてくださいね〟といって、何の説明もなくネットでグルグル巻きにされたんです……」

歯科医院では、治療中暴れると危険な場合、お子さんの安全性を確保するためにネットを使用する場合もあります。

ただ、その場合も必ず親御さんには説明を行うべきと私は考えます。

Cちゃん親子はそういったこともなく、とても怖い思いをしたのでしょう。

Cちゃんのお母さんはこう続けます。

「泣き叫ぶCを見ていられず、〝治療はもう結構ですから〟と言って、走って歯医者から逃げるようにして帰ってきたんです。それからCも私も歯医者さんに行けなくなってしまって……」


Cちゃんもお母さんが話す間中、お母さんから離れようとしませんでした。

まだ4歳。よっぽど怖い思いをしたのだな……と感じ、私はお母さんにこう伝えました。

「大変でしたよね……。それなのに、当院にこうして来られるだけでも本当にすごいことだと思います。ネットの使用は医院ごとに考え方が違うので、私は否定もしません。ただ、うちでは体を拘束するようなネットを使っての治療は行いません。やりたくても、ネットがないんです（笑）」

そういうと、お母さんも少し朗らかに笑ってくださいました。

「Cちゃんはしっかりお話も聞けるお子さんだと思うので、何回かここで椅子に座る練習をしたり、椅子を倒す練習をしたりすれば、大人の方と同じように治療ができるようになると思いますよ」

そのように伝え、早速Cちゃんの治療はスタートしました。

医院に来たら今日は何をするか、どれくらいの時間がかかるか、器具はどんなものを使うのか、怖くないように器具を見せてさわってもらうこともありました。

お口に器具を入れても大丈夫なことをわかってもらい、少しずつ医院の雰囲気と治療に慣れていってもらったのです。

その様子にお母さんも安心されたのでしょう。

「ここなら大丈夫」と思ってくださったようで、お母さんの歯科恐怖症もすっかり解消されたようでした。

結局Cちゃんは削るようなむし歯でもなかったため、治療は短期間で終えることができました。

治療最終日、

「先生、Cはあんなに歯医者が嫌だって言ってたのに、2回目からすぐに〝あそこの歯医者だったら行ってもいい〟って言うようになったので助かりました。本当にありがとうございました」

というお話をしてくださいました。

その後「先生、下の子も診てもらえますか?」といって、姉弟揃って通院してくださっています。

冒頭にもご説明したように、お子さんの歯科恐怖症もまた実は潜在的に多いもの。

幼少期のときに歯科恐怖症になってしまうと、小学校高学年頃になっても、「歯が痛い」と言い出すことができず、どんどん歯が悪くなってしまう傾向にあります。

また、小学校高学年以上になると、ことさらに親に歯のことを言えなくなる傾向が強くなります。

中学校の学校健診などで歯が悪い状態になっていることを知った、という親御さんも多いそうです。

そういった負のスパイラルに陥る前に、お子さんのうちから「歯医者は楽しいところ、行きたい場所」になったら、定期的に歯の状態確認等が行えるため歯で悩む方も圧倒的に減るのではないでしょうか。

そのためにも、歯科医院が患者様に提供できることはもっともっとあると私は考えます。

「私にとって、ここが最後の砦でした」50代女性

最後にご紹介するのは、50代女性のTさんです。

やはりネットで調べに調べて、ようやく「ここなら行けそう」と思えたのが、当院だったとおっしゃられました。

メールでお問い合わせをいただく際もとても丁寧な文章で、お優しい方なんだなという印象を持っていました。

来院当日。スタッフとともにTさんをお待ちしていると、時間より少し前にいらっしゃいました。

「Tさんですね、お待ちしておりました。今日は来てくださってありがとうございます。昨日は〝明日歯医者の予約がある……〟とさぞかし憂鬱でしたよね。今日行くのどうしようかなと迷いましたよね。そのような気持ちの中、一歩踏み出し、来てくだ

さりありがとうございます」

そうスタッフが声をかけると「すみません、すみません」といいながらTさんは涙がポロポロあふれてきてしまったのです。

張りつめていた緊張がふっとゆるむと涙が出ることがあると思います。

まさしくTさんもそのような状態でした。

自宅から歯科医院へ行く、というだけで歯科恐怖症の方にとってはとても勇気がいること。

だからこそ私は、手を握って背中をさすりながら「大丈夫ですよ、Tさんのペースでお話しましょう」といって、待合室でTさんが落ち着かれるのを待ちました。

診察室でお話しできそうですか？　と伺うと「はい」とおっしゃるので、私は診察室で詳しくお話を伺うことにしました。

「今日、いらっしゃるときはすごく怖かったと思います」

という声がけから始まり、Tさんはひとつずつゆっくりと私たちにわかるようにお話してくださいました。

もともと、歯医者さんが得意ではなかったTさん。

しかしあるとき、歯の痛みがあり、頑張って自宅近くの歯医者さんに行ったそうです。


「頑張って治療を進めていたのですが、歯の型取りのときにオエッと吐き気を感じてしまって、急に涙が出てきてしまったんです。そうしたら先生に冷たく〝何泣いてんの？〟と言われてしまって……。自分は泣きたくて泣いているわけじゃないのに、なんだか情けなくなってしまって……。その後、スタッフさんからも冷たい視線を受けた感じがして、それ以来歯医者に行けなくなってしまったんです」


歯科恐怖症の方に限らず、型取りの時に嘔吐反射が出てしまう方が一定数いらっしゃいます。

べろを押されると「オエっ」という反応が出てしまう。

Tさんもそのお一人でした。

しかし、これは、本人の意思と関係ない体の反射なので、ご自身ではどうすることもできないのです。

それなのに、Tさんは「歯科医院に行けない」「私は他の人ができていることができない」とご自身をずっと責めてこられたのです。

真面目で、ご自身を責めてしまうTさんに私はこう語りかけました。

「Tさん、歯医者に行けなくなってしまう方って、本当に優しくて真面目で、責任感が強い方なんです。〝自分が悪いんだ〟と自分を責めてしまう傾向があります」

もうひとつ、歯科恐怖症の方の特徴として、「歯の状態がとても悪いと思い込んでしまっている」というものがあります。

冒頭にも少しご紹介しましたが、歯科恐怖症の方のほとんどが歯医者に行かないようにするために、歯を一生懸命磨いたり、新しい歯磨き粉を試したり、歯間ブラシをしっかり使ったりととにかく口腔内の環境を綺麗に保たれている方が多いのです。

実際、Tさんもお口の中を診せていただくと治療する歯は何本かはありましたが、ひどい状態ではありませんでした。

しかし、Tさんは、

「先生、本当に口の中が汚いんです。すみません。被せ物もほとんどやり直さないといけないと思います……」

とおっしゃるのです。

その際、私たちは決して患者様のお話を否定することはありません。

一度、全部思いのたけをすべて吐き出してもらうことがとても大切だからです。

私たちも患者様の話を全面的に受けとめる。

そうすることで患者様は「この先生、スタッフさんには何でも話せる」と思っていただけるのです。


Tさんもまた、自分が考えていたことをすべて話せたのでしょう。

30分~1時間のカウンセリングの最後の10分間は、

「こんな話は誰にもできなかった」

「こんなに聞いてもらえるなんて思っていなかった」という話とともに「本当に来て良かったです」という言葉を私たちにプレゼントしてくださいました。

Tさんは、その後何本かのむし歯の治療を進めることができ、あれほど懸念されていた型取りも緊張することなく行うことができました。

そのことをTさんご自身が一番びっくりされていたようです。

私たちは患者様にお会いする初回の第一印象を何より大切にしています。やはり1回目で「ここなら通院できそう」「この先生なら任せられそう」と思っていただけるかどうかでその後の治療効果が決まると考えています。

歯科恐怖症の方は、理解度が高く物事を真摯に捉える方が多いので、しっかりと信頼関係が築ければキャンセル等をすることなくしっかり来てくださいます。

またその後の定期検診にも通っていただける方が多いので、末永くお付き合いしてくださいます。

「患者様の思いを丸ごと受けとめる」という環境と組織の体制づくりがあれば、心も歯も救われる患者様はもっともっと増えると思います。

しかし、残念ながら現在、歯科恐怖症の方の受け皿は決して多くはないと言われています。

患者様の気持ちに本当に寄り添える、そして治療が終了し、定期健診になるまで、そしてなった後まで寄り添える伴走者を一人でも多くしていきたい。増やしたい。

それが私の夢でもあります。

歯と心はつながっている

歯科医師となって10年以上が経ちます。

当院を開業する前から、私が担当する患者様の約8割が歯科に恐怖心を持っている方々でした。

「こんなに歯科治療に恐怖を感じていらっしゃる患者様がいるのか」

そのことに気づかせてくださったのもまた、患者様だったのです。

皆様もよくご存じのように、口の中は非常にセンシティブです。

大人になるとご家族にですら口の中を見せることはほとんどありません。

そんな口腔内を実際に触らせていただく歯科医師であるならば、最大限患者様への配慮が必要だろうとずっと考えてまいりました。

歯科恐怖症の患者様が、歯科治療を終えると、心まで元気になりこれまで暗かった表情がパァッと明るくなる。

そんな瞬間に何度も立ち会わせていただきました。

そうした経験を積ませていただくことで私は「歯と心はつながっている」というひとつの信念にたどりつくことができました。


さらには患者様の「歯に触れる前に、心に触れる」ことの重要性を私は強く感じ、私自身が心理カウンセラーの勉強をしました。

治療を行う前に、歯科医師が、患者様とお話――カウンセリングする時間が、歯科恐怖心を少しでも和らげることに関与していると考えたからです。

そして、新しい歯科治療のカタチとして考えたのが「歯科心理」という言葉です。

当院では「歯科心理カウンセリング」を日本で初めて立ち上げ、これまで延べ数百人人の方とお話させていただきました。


歯科恐怖症の方とお話させていただき、強く感じることは3つあります。

○患者様に寄り添うこと
○共感すること
○思いを否定せず、一旦すべて受けとめること

そうすることで、患者様ご自身が「変わろう」という思いを持って歯も、そして心もよい方向に向かっていけるのです。

実際、歯に自信を持つことで、心も元気になる患者様もまた、数多く見てまいりました。

心に何か引っかかりを持っている場合、元気になることはひとりではなかなかできません。

しかし、私たちのような医療スタッフが患者様の心の支えになれたのなら、患者様の人生は大きく変わっていくのではないでしょうか。

本章では歯科恐怖症の方の事例をご紹介してまいりました。

次の第2章では、なぜ歯科恐怖症になってしまうのか、その理由と原因を詳しくお話していきます。

第2章

どうして歯科が嫌いになってしまうのか？

歯科恐怖症のきっかけ

前章では、歯科恐怖症の患者様のさまざまな事例をご紹介しました。

読者の皆様の中にも、同じように辛い思いをされてきた方が沢山いらっしゃると思います。

皆様に大前提としてお伝えしたいのは、歯科恐怖症には「必ず原因がある」ということです。

「歯医者で先生に大声を出されてしまった」「自分の話をきちんと聞いてもらえなかった」など、歯科恐怖症のトリガーになってしまう事柄が誰にでもあるのです。

でも、どうぞご自身を責めないでください。

ただでさえ、初めて会う人に「歯」「口の中」というデリケートな部分を触られるのは心地のよいことではありません。

誰でも、多少の嫌悪感や拒否感を持っているもの。

それは、大事な部分を守らなければという本能もあるでしょうし、人間にもともと備わっている自然な感情だと思います。

歯科恐怖症は、その感情をベースとして、歯科医師の対応や院内の環境、治療に伴なう痛みなど、さまざまな外部要因が加わることで発症します。

つまり、患者様に悪いところは一つもないのです。

では具体的に、どんなことがきっかけで「歯科嫌い」や「歯科恐怖症」になってしまうのでしょうか。

多くの患者様の話を伺い、歯科恐怖症患者様のお心と向き合ってきた私の経験からお伝えしていきたいと思います。


あらためて歯科恐怖症とは、「治療へいかなければいけない！」と頭ではわかってはいるのに、怖さや不安などから心理的にどうしても行くことができない状態です。

歯科恐怖症のきっかけは患者様によってさまざまですが、多くは過去の治療で経験した辛い出来事、強い痛みなどが、「負の記憶」としてトラウマ（心の傷）になり、歯医者に行くことや治療を受けることを妨げています。

私が診療をする中で、歯科恐怖症の患者様からよく伺う3つのきっかけをご紹介しましょう。

・自分の話をきちんと聞いてもらえなかった

むし歯がかなりひどくなった状態で来院された男性の患者様の例です。

この方はお仕事が忙しく、年に何回も出張が重なるため歯医者さんにかかる時間が取れない方でした。

ようやく少し仕事が落ち着き、いざ歯科医院に行ってみると、

「どうしてこんなになるまで放っておいたの」

と医師に開口一番に言われ、次の言葉が出てこなくなってしまったといいます。

説明しようとする機会を奪われてしまうと、患者様はどうしても気持ちが後ろ向き

になってしまいます。

こうした「話を聞いてもらえない」現象は残念ながら歯科医院の現場で多く起きているとのひとつと言われています。

当然ですが、患者様は、歯科医院に来られなかったご事情を抱えていらっしゃいます。

「家族に不幸があった」「仕事が忙しかった」「子育てに追われて時間が取れなかった」など、行きたくても行けなかった何らかの事情があるもの。

それなのに「なぜこんなひどくなる前に来なかったの」と問い詰められてしまうと、先生にそんな気はなくても「もう先生には怖くて話しかけられない」「自分の辛さなんて取るに足らないものなんだ」と感じてしまうのです。

確かに、歯科医師は「どこがいつからどのように痛いのか」さえわかれば、治療はできます。

しかし、患者様と心を通い合わせて、納得のいく治療ができるか、といえばそれは違うと思います。

・歯科医師が威圧的な言動や態度を示したと感じた

患者様が辛いながらも頑張って治療に挑戦したにもかかわらず、歯科医師が「もっと口を開けて」「動かないで！」などと強い口調で怒鳴る。

型取りの際に「オエっ」となる嘔吐反射が出るのは仕方のないことなのに、あからさまに不機嫌な態度を取る。

イライラした様子を隠そうとせず、ほかのスタッフさんにもきつい口調で接する。

「そんな歯医者、本当にいるの？」と驚かれる方もいるかもしれませんが、どれも多くの歯科恐怖症の患者様が体験していることです。

威圧的な言動は、ただでさえ人を萎縮させます。

さらに歯科に来る患者様は、大なり小なり緊張していますし、中には痛みを感じて具合が悪い方だっていらっしゃるでしょう。

弱っているときにさらに辛い体験をしてしまうと、強い恐怖心を感じてしまいます。

そればかりか、歯科医師の言葉が傷となり、

「私が何かしてしまったから先生を怒らせてしまったんだ……」

とご自身を責めてしまう方もいます。

もちろん、この場合も患者様は何も悪くありません。

・痛みが強かった

「痛い」と訴えているのに、

「これくらい我慢してください」

「もうすぐ終わりますから」

などと言われたり、麻酔の追加といった対応をしてもらえなかったりして、辛い痛

みに耐えながら治療を受けた。

あるいは、治療や麻酔、痛みに関して何も説明がないまま、いきなり痛い治療をされた。

そんな経験がある方は、間違いなく歯科医院や歯科医師に恐怖を抱いてしまいます。


「痛くても大丈夫」という方は世の中にほとんどいないでしょう。

誰にとっても痛みは怖くて辛いもの。

それを思いやらずに治療を続けられてしまうと「声を上げても誰も助けてくれなかった」「何の説明もなしに痛い治療をされた」という思いから、「歯科医院に行ったらまた痛いことをされてしまう」「説明なしに自分の意思に沿わない治療をされてしまう」とインプットされてしまい、ますます歯科への拒否感、嫌悪感が強くなってしまうのです。


ここまで紹介した以外にも、歯科恐怖症になることはあります。

例えば、幼少期や多感な思春期のころ、初めてかかった歯科で辛い経験をされた方は、知らず知らずのうちにトラウマを抱えている場合があります。

大人になり、似たシチュエーションや歯科医師の言動に直面すると、それが引き金となって歯科恐怖症が引き起こされてしまうのです。

こういったトラウマがなくても、今まで一度も歯科にかかったことがない方などは「未知に対する不安」から歯科に恐怖心を持つ場合もあるでしょう。


さらには、ＳＮＳやネットの口コミなどから、歯科に対する不安を持つ方もいるようです。

とくに「抜歯後の痛みの辛さが書かれたブログを読んだ」「むし歯治療の痛そうな動画を見た」といったことで、人によっては自分のことのようにショックを受けたり、辛くなったり、恐怖心が強くなったりすることもあります。


そして前述のとおり「口の中」を触られることが恐怖の原因、歯科治療のハードルとなる方もいらっしゃいます。

口腔内は体の中で唯一「触れる内臓」とも言われる特殊な場所です。

普段は見せないものですし、たとえ親しい人だとしても、あまり触られたくはないところですよね。

「内科や皮膚科は大丈夫だけど、歯科だけはどうしても嫌いなの」という方、「口の中は恥部だから恥ずかしいです」とおっしゃる方も沢山診てまいりました。

口腔内という特殊性も、歯科への恐怖心につながっているのだと強く感じております。

歯科恐怖症の患者様に多い3つの特徴

お伝えしたように、歯科恐怖症のきっかけは患者様によってさまざまです。

しかし実は、そのベースには、「患者様の性格」も多分に影響しているのではないかと考えております。

なぜなら、当院にいらっしゃる歯科恐怖症の患者様には、ある共通した性格的な特徴が見られるからです。

それは、「非常に真面目」「とても優しい」「責任感が強い」の3つです。

歯科恐怖症の方は、真面目であるからこそ「こんなに歯がひどい状態なのに、どうして自分は歯医者に行けないのか」とご自身を責めてしまいがちです。

ご自身に対しても、歯に対しても真面目なのです。

極端な例ですが、もし「歯なんか悪くたってどうでもいいよ」と捉える方なら、そもそも歯医者に行くことはないため、歯科恐怖症にはならないでしょう。

さらに、とても優しいからこそ、悪いのは歯科や歯科医師ではなく「すべて自分のせいだ」と考えてしまうのです。

これまで沢山の患者様と出会ってきましたが、明らかにかかった歯科医院や歯科医師に原因がありそうな場合でも、「歯科医師が悪かった」「先生のせいでこうなったから訴えたい」などとおっしゃる方は一人もいらっしゃいませんでした。

そして責任感が強いからこそ、「自分がいけないのだから、自分で何とかしなければ」と頑張りすぎてしまいます。

恐怖と戦いながら何軒もの歯医者をめぐり「ここもダメ、あそこもダメだった」とどんどん心が折れてついには歯医者そのものに行けなくなってしまうのです。

あるいは、「こんな歯を先生に診てもらうなんて申し訳ない」「自分で何とかしなくては」と思い、歯磨き粉やフロスなどで必死にセルフケアしたものの、とうとう限界がきて、決死の覚悟で当院に来てくださった方もいらっしゃいます。

他人にはわかってもらえない辛い症状を抱えながら、今までおひとりで頑張り続けてこられたかと思うと、本当に心が締め付けられます。


3つの特徴は、人としてとても素晴らしい性格だと思います。

自分のことよりも人がどう思うかを優先する。本当に頭が下がります。

その性格はそのままでいいのです。

「歯科恐怖症を治すには性格を変えなくちゃ」なんて無理に思う必要はありません。

それよりも、ストレスや負担を抱えているご自身の心のケアを大切にしてほしいと思っています。

といっても心のケアはひとりでは難しいもの。だからこそ、周りを頼って欲しいのです。

優しい皆様に寄り添ってくれる歯科医師やスタッフは、私も含めて必ずいます。

前項でも少し触れましたが、3つの特徴とは別に、「今、その人の置かれているシチュエーション」も歯科恐怖症には大きく影響します。

例えば、大切な人や家族、ペットとのお別れなど悲しい出来事が起こった直後や、身体的・精神的な辛さを抱えているときは、心が繊細になっています。

そんなとき、歯科医師から怒鳴られたり、話を聞いてもらえなかったり、とても痛い治療を受けたら……?

いつもなら軽くあしらえる人でも、深く傷つきトラウマとなってしまう可能性があります。

ご自身の体調が不安定なときも、歯科恐怖症になりやすいのだ、ということも覚えておいていただけたらと思います。

歯科恐怖症チェックリスト

ここまでお読みになって、「自分は歯科恐怖症なんだろうか？」「これは歯科恐怖症の症状？」と疑問を持たれた方もいらっしゃると思います。

歯科恐怖症を克服するには、まずご自身が歯科恐怖症なのか認識することが大きな1歩となります。

チェックリストをつくりましたので、ご自身に当てはまることがどれくらいあるのか確認してみましょう。

☑　治療しなければならないとわかっているのに、怖くて歯医者に行けない

☑　歯医者に行くと考えると、冷や汗や動悸など身体が拒否反応を起こす

☑　キーンとした音を想像するだけで血圧が下がる様な気がする

☑　治療の痛みや注射を思い出すと足がすくむ

☑　レントゲン撮影を考えると吐き気がする
☑　消毒液の匂いがすると具合が悪くなる
☑　歯科のチェアが倒されることを想像すると、世界の終わりのように感じる
☑　歯医者の看板を見かけるだけで足が動かなくなったり、涙が出たりする
☑　理由ははっきりわからないが、とにかく歯医者が怖い
☑　歯医者に行けないのは自分が悪いと思っている
☑　毎日、自分が行けそうな歯医者がないか検索してしまう

〈歯科恐怖症レベル〉
☑　0個　　　今のところ歯科恐怖症ではないようです
☑　1個〜5個　軽度から中等度の歯科恐怖症の可能性があります
☑　6個以上　　重度の歯科恐怖症の可能性があります

基本的にリストの中で1つでも当てはまるものがあれば、歯科恐怖症である可能性が高いと考えられます。

数が増えるほど、レベルは高くなります。

できたら歯科心理カウンセラーのいる歯科医院を受診され、心のケアとお口のケアの両方をご自身に合ったペースで進められることをお勧めいたします。

行くデメリットよりも、行くメリットに目を向けて

「歯科に行きたいけど行けない」という歯科恐怖症の方の共通点をもう少しお話させてください。

多くの方が常に「歯のこと」「歯医者のこと」を考えながら生活されています。

さらには、行けそうな歯医者をネットで探し、いくつかピックアップし、「行けそうな覚悟ができたら電話してみよう」と考えていらっしゃいます。

しかし、それと同時に、歯医者に行くデメリットを考えてしまわれるようです。

「また怒られるかも」
「痛くて耐えきれなくなったらどうしよう」
「やめてと言っているのにやめてくれなかったら地獄だ……」

「大人なのに泣いてしまって恥をかくのは嫌だ」

そうしたお気持ちも、とてもよくわかります。

歯科恐怖症の方たちはとにかく分析力に優れていらっしゃるので、先の先のことまで考えてしまうのだと思います。

しかし、その一方で頭の片隅には「このままではどんどん歯が悪くなってしまう」という〝行かないデメリット〟もきちんと理解されていらっしゃるのです。

なぜなら実際、歯科恐怖症の患者様の中には、何とかご自分で歯の状態をよくしようと、歯磨き粉やフロスといったセルフケアに、沢山のお金をかけていらっしゃる方が少なくないからです。

私たちが驚くくらい、歯科治療のことについて、むし歯のことについて、あるいは歯周病が糖尿病や脳卒中といった病気につながるリスクといった幅広い知識をお持ちの方も多いのです。

お口の中の健康を誰よりも気にされているのに、歯科に行くことができないもどかしさや辛さを抱えていらっしゃることでしょう。

そんな歯科恐怖症でお悩みの皆様に、声を大きくしてお伝えしたいこと。

それは、人によって速度は異なりますが、「歯科恐怖症は高い確率で克服できる」ということです。


電話やメールで、初診カウンセリングの予約をすることすら難しかった60代女性の患者様のお話です。

来院はしたものの、怖くて診察室に入れず、レントゲン中も冷や汗でびっしょりになってしまうほど重度の症状でした。

「こんなにゆっくりとしか治療できなくてすみません」と言いながらも、一歩一歩確実に歯科への恐怖心と向き合っていらっしゃいました。

私たちもその思いにこたえる形で最初はじっくりとお話を伺いながら、少しずつ不安や悩みをきかせていただきました。

それから半年後。

彼女の笑顔と輝く歯がそこにはありました。

ご自身から希望されてインプラント治療を受け、美しい歯を手に入れることができたのです。

これは決して珍しい例ではありません。

これまでに数多くの方がそうやって歯科恐怖症を克服されました。

歯科恐怖症が改善されれば、気になる歯の健康や美しさを保つことができます。

今よりももっと前向きになれて、人生も楽しいものになるでしょう。

当院に通っていらっしゃる沢山の患者様が、それを証明しています。

もし歯医者に「行くデメリット」ばかり頭をよぎってしまうようなら、「行くメリット」をぜひ意識的に考えてみてほしいのです。

そうして、メリットが十分に理解できたら、行動に移していきましょう。

とはいえ、「はじめの1歩」はとても勇気がいりますよね。

「気になる歯科の前を通ってみた」

「良さそうなホームページを調べてみた」

「問い合わせの電話をしてみた」

「家族にお願いして予約を取った」

その1歩、ほんの数センチでも前に進むだけでも、十分に素晴らしいと思います。

そもそもこの本を手に取って読んでいただいただけで、皆様はすでに大きな1歩を踏み出されています。

その勇気を出したご自身を、まずは心から誉めてあげてほしいと思います。

歯科恐怖症を乗り越えたとみなしていいライン

歯科恐怖症になるきっかけやメカニズムをお伝えしてきました。

今、歯医者に行けなくて悩んでいらっしゃる方は、「いつか普通に歯医者に通える日が本当に来るのだろうか……」と不安に思っていることと思います。

何度もお伝えしているように、その日は訪れますのでどうか安心していただければと思います。

歯科恐怖症を乗り越えていくにあたり、目指すゴールをわからないまま進むのと、わかった上で進むのとでは、モチベーションが違ってきます。

皆様にはぜひ後者で、ご自身の歯科恐怖症が治った明るい未来をイメージしながら、治療に取り組んでいただきたいと思います。

では、私たち歯科心理カウンセラーが、患者様の歯科恐怖症とどのように向き合い、改善へ導いていくのか。
具体的な内容はのちほど触れるとして、本項では「どのような状態になれば、歯科恐怖症を克服した」と言えるのか、お伝えしたいと思います。

歯科恐怖症は、患者様のお気持ちや状態に合わせて、段階的に治療を進めていきます。

個人差はありますが、当院の患者様の多くは、その進行とともに何らかの心理的変化

	＜治療の段階＞	＜患者さんの心理＞
1	カウンセリング	「ここなら通えるかもしれない」と思う
2	治療計画に同意をいただいたら、無理のないペースで治療を進める	「痛いかも」「治療が怖い」という不安を乗り越えながら、「この先生は嫌なことをしないし、きちんと説明してくれる」という信頼も構築されていく 何かあったら歯科心理カウンセラーに相談しようとその存在を心強く思う
3	定期的な治療や検診を続ける	「歯医者に通えている！」「治療できた！」といった感動を積み重ね、自分に自信がつく
4	心理的配慮の継続	「この先生なら大丈夫」という確信につながり、モチベーションを維持できる

を体験されます。

ここに治療の段階と患者様の心理的変化をまとめました。

実際は、各段階でさまざまなアプローチをしていきますが、ここではわかりやすくシンプルにお伝えしています。

無理のないペースを守りながら1〜4を進める中で、患者様にこのような傾向が見えるようになってくれば、改善に向かっているサインです。

○自分の話を自発的にするようになった
○笑顔が増えた
○震えがなくなった
○冷や汗が出なくなった
○泣いてしまうことがなくなった
○歯医者へ行くことへの精神的・心理的ストレスが減った

2の段階で治療計画に同意いただいたのち、「麻酔を使った処置」や「歯を削る処置」を3回以上行えたら、かなり大きく改善していると言ってよいと思います。さらに3の段階に入り、歯に関して困りごとや痛みなどはない状態で、定期検診に3回以上通院することができたらほぼ完治と考えてよいでしょう。

ただし完治したといっても、歯科恐怖症のきっかけとなるトラウマは、今後も何かの拍子に再び思い出されて、恐怖を誘発する可能性もあります。

そのため当院では、歯科恐怖症を克服されたと判断できる患者様に対しても、引き続き心理的な配慮をしながら治療にあたります。

ですから、「これからもし心配なことが起きても、ここに通っていれば大丈夫」と、皆様とても安心して通院くださっています。

歯は一生付き合っていく大切なもの。患者様の声に耳を傾け、お気持ちに寄り添いながら、末永く通院できるようサポートしていきたいと常々思っております。

どうか自分を責めないで。あなたに合う歯科はきっとある

本書の冒頭でもお伝えしたように、当院は令和5年9月現在、日本で唯一の歯科心理カウンセラーが在籍するクリニックです。

歯科心理カウンセラーの役目は、治療について説明することでも、費用についてお伝えすることでもありません。

まずは、症状を改善しようと行動された患者様に敬意を払い、歯科医院で経験された辛かったことや悲しかったことなどに、じっくりと耳を傾けることから始まります。

歯科恐怖症には必ずきっかけがあり、それがトラウマとなっている。

それを前提として、患者様の背景にはどんなことがあるのか分析しながら、解決方

法を探っていきます。

〝歯に触れる前に心に触れる〟、〝患者様とともに力を合わせて克服へ向かう〟そんな患者様の心を支える「伴走者としての役割」が歯科心理カウンセラーだと考えています。

歯科恐怖症や予備軍の皆様は、「自分は、どこの歯科なら行けるのだろうか」と日々悩まれていらっしゃることと思います。

本来であれば「ぜひ、歯科心理カウンセラーが在籍する歯科へ行ってください」とお伝えしたいところですが、ごめんなさい。

残念ながらこれから全国的に歯科心理カウンセラーを増やしていこうという段階で、まだ数が少ないのが現状なのです。

ただ「頑張って歯医者に行こう」と一歩踏み出そうとするあなたをサポートしたいと思っている歯科医師は必ずいることをどうか知っておいてください。

実際、歯科心理カウンセラーに興味や関心を持ってくださっている先生方が沢山いらっしゃいます。

繰り返しになりますが、あなたは一人ではありませんし、何も悪くありません。

ぜひあなたの話をしっかり聞き、あなたを「大切な存在」だとあたたかく受け入れてくれる歯科、歯科医師のもとを訪ねてみてください

そして全国の歯科医療機関のみなさまには、歯科恐怖症で悩まれている方が多くいらっしゃることをもっと知っていただきたいと思います。

ただし、一般的な診療よりも、患者様に寄り添うこと、また時間や配慮も必要になります。

ご多忙の中で拒否感を持たれる先生もいらっしゃるとは思いますが、そこで力を発揮するのが歯科心理カウンセラーです。

詳細は後述していますが、ぜひ歯科心理カウンセラーの育成や導入についてもご検討いただければと思っています。

第 3 章

歯科心理カウンセラーとは？

「歯科心理カウンセラー」という存在が必要だと考えた理由

前章でお伝えしたように、歯科恐怖症は歯科で体験したさまざまなトラウマをきっかけに発症します。

重ね重ねになりますが、歯科恐怖症の症状は患者様の心の状態を理解し、恐怖心を少しずつ根気強く解きながら治療にあたることで、克服できます。

そのサポートを担うのが「歯科心理カウンセラー」という役割です。

本章では、まだ国内では私含め数名しかいない歯科心理カウンセラーをつくろうと思ったきっかけから、具体的な仕事内容、私が思い描いている将来的な展望まで、詳しくお伝えしていきます。

「人が嫌がることをしてはいけないよ」

私は幼いころから、親にそう教えられて育ちました。

私自身とても〝怖がり〟で〝痛がり〟なので、歯科治療ではなるべく患者様が痛みや恐怖で嫌な思いをされないよう、心がけてきたのです。

そのような治療を続けてきたところ、いつしか沢山の歯科恐怖症の患者様からご指名をいただくようになりました。

中には、わざわざ遠方から当院を見つけてお越しくださる患者様もいらっしゃいます。

私がなぜ「歯科心理カウンセラーが必要」と思ったのか、それはなによりお辛い思いを抱えた歯科恐怖心の強い患者様に少しでも歯科に来やすい環境を提供したいと考えたからです。

10年ほど前から、前述したような患者様が多くいらしてくださるようになり、私は、

「こんなに沢山の方が、歯科恐怖症や歯科嫌いで悩んでいらっしゃるのか……」

と驚くと同時に、これまで抱えてこられた大変なご苦労や辛さを思うと、とても胸が痛みました。

受付にいらしただけで涙を流される方、震えて診療室に入れない方、診察台がびしょびしょになるくらい冷や汗をかかれる方……。

「大変な中、当院を選んで来てくださった患者様のご苦労や辛さを何とか和らげて差し上げたい」という思いでいっぱいになったのです。

そうして私がまず始めたのが、「治療の前に患者様のお話をしっかりと伺うこと」でした。

ご自身の話、お子さんやお孫さんの話など、ときに雑談も交えながらお話しすると、それだけで皆様「また来ますね！」と非常に満足されたお顔で帰られていきました。

そして次に来院するときは、もっと進んだ治療ができるようになっていることもありました。

受付に来るだけで涙を流されていたのに、いつも笑顔で来院されるようになった患者様。

診療室に足を踏み入れられないくらい怖がっていたのに、インプラント治療で美しい口元を手に入れた患者様。

そのような姿を目の当たりにし、私がこれまで歯学と心理学を通して学んできた「歯や口腔内の環境、状態」が、「人の精神に大きく関与する」ことを知り、「歯と心はつながっている」ことを再認識したのでした。

さらには、歯科治療にはそうした特有の患者心理（歯科心理と呼んでいます）が存在しており、心の傷を抱えている患者様が沢山いらっしゃること。

また、その心の奥には「歯をきれいに保ちたい」「悪い歯を治したい」という思いがあり、「歯科に行きたいのに行けない自分」との葛藤があることを理解した私は、「歯科で受けた心の傷は、歯科でしか治せない」と強く感じたとともに、「自分が本当にやりたいことは、歯科恐怖症の方のための歯科診療だ」と確信したのです。

「歯科恐怖症の方が来院しやすくするために、私ができることはいったいなんだろう」

と考え始めたのは約10年前のこと。

そして、歯科恐怖症で悩む大勢の患者様と接する中で、歯科の現場において次の3つを兼ね備えた「歯科心理カウンセラー」の存在が必要だと感じたのです。

- **歯科の知識を持ちながら、患者様のカウンセリングができる**
- **患者様の心に寄り添い、改善に向かってともに走る伴走者になれる**
- **ドクターと患者様のつながり、信頼関係を強固にする**

もちろん、私のように歯科医師がその存在になれればそれに越したことはありません。

しかし、それが難しいことも十分わかっていました。

歯科医師の仕事は本来「悪いところを治すことで、話を聞くことではない」というご意見も当然理解できますし、「やりたいのは山々だけど、忙しくて難しい」というのも大変よく理解できます。

しかし、だからこそ「歯科心理カウンセラー」という役割が重要なのだと感じます。

院内の受付、ＴＣ、歯科助手さんや歯科衛生士さんなどに歯科心理カウンセラーとしての知識を身に付け従事してもらえば、カウンセリングはスタッフさんに、治療は歯科医師と分担して患者様を両面から手厚くフォローできます。

また歯科心理カウンセラーがいることで、患者様は「この歯科なら安心」と来院しやすくなり、結果的により多くの患者様の辛い状況を救うことになるはず。

そう考えて私は、当時（現在もですが）日本にまだ1人も存在していなかった「歯科心理カウンセラー」の存在が必要と考え、自分がその第一号となったのです。

カウンセリングの効果とは

歯科心理カウンセラーを立ち上げた経緯をお話しさせていただきましたが、皆様の中に「カウンセリングを受けたことがある」という方はいらっしゃいますでしょうか?

おそらく、ほとんどの方が「受けたことがない」とお答えになると思います。残念ながら欧米などに比べて、日本ではカウンセリング文化が根付いていません。

ましてや、「お金を支払って自分のことを人に話すなんて……」「カウンセリングを受けてなにか効果があるの?」という方もいらっしゃるかもしれません。

経験したことがないことは、なかなか予想もつかないのはごもっともだと思います。

では実際、当院でカウンセリングを受けた方からどんなコメントをいただいているのか、その一部をご紹介させてください。

私がお話しするよりも客観的で、具体的なことがおわかりになるかと思います。

「心がラクになった」

「もっと早くカウンセリングを受ければ良かった」

「前に進む勇気をもらえた」

「今までずっと歯医者に行けない自分を責めていたけど、もうその必要はないと思えた」

「自分のために泣いてくれる人がいることに感動した」

これらはすべて患者様からいただいたコメントそのままです。

こちらを見ていただけるとわかるように、カウンセリングを通してご自身を見つめなおし、前に進む勇気が沸き上がってくるのがカウンセリングの効果なのだと感じています。

患者様のお話ではありませんが、カウンセリングの効果をスタッフもまた、感じているようです。

当院のあるスタッフからこんな嬉しいメッセージをいただきました。

「聡美先生、歯科恐怖症の方と接する際、歯科心理カウンセラーの資格があるのと無いのでは患者様の今後を大きく左右すると感じました。実際、セミナーを受けた後歯科恐怖症の方と接すると、患者様の表情・心が明るくなるのを感じました。

歯科心理カウンセリングの勉強を通して、より患者様の幸せは自分にも伝染する。そのことを一番に実感しています。歯科心理カウンセラーとは、幸せの連鎖を起こすイマジネーションだと思います」


こちらのスタッフは、歯科心理カウンセリングの研修を受けたばかりでしたが、カウンセリングの勉強内容が自分の人生にもプラスにはたらくことを解ってくださったのです。

誰でもお悩みやお困りごとを人に話してスッキリとした、という経験を持っていることと思います。

しかし、カウンセリングというのは単にお話をする、お話を聞くだけにとどまりません。

カウンセラーによる共感と、理解によって患者様ご自身が変わるきっかけとなる、そんな存在なのです。

歯科心理カウンセラーの仕事とは？

患者様に何をする？

　あらためて歯科心理カウンセラーとは、歯科恐怖症患者様専門のカウンセラーとして、歯科特有の心理（歯科心理）と接遇を学び、症状の根本治療に向かって患者様と伴走し続けるカウンセラーです。

　主に担当するのは、初診時のカウンセリングや診療時の患者様とのコミュニケーションです。

　特に前者は、患者様との初対面となるのでとても重要な場です。

「歯医者に来ることができた……」という安堵感や、「来てはみたけれど、やはり怖い」という恐怖感などで、初診時は涙される患者様も少なからずいらっしゃいます。

　歯科心理カウンセラーは、そのような患者様をまず、

「○○さん、今日は勇気を出してご来院くださりありがとうございます」

「お待ちしていました」

とあたたかく受け入れます。

そしてお話にやさしく耳を傾けながら、抱えていらっしゃるトラウマやお気持ちをありったけ吐き出していただくのです。

お一人おひとりの課題を抽出したら、担当医と情報を共有します。

不安の中来てくださった患者様に、口を開けていただく前に、「歯科恐怖症は改善できるんだ」

「ここなら安心して通えそう」

「これで歯の治療ができる」

といった、明るい希望や安心、信頼感を持ち帰っていただくことを目指します。

後者では、診療前や診療後、多忙で患者様とゆっくり話すことが難しい歯科医師に代わって患者様とのコミュニケーションをはかり、不安感を取り除き、安心して通院できるようアシストします。

これから治療を受けようと診察台に座る患者様の多くは、非常に緊張されています。

そのため歯科心理カウンセラーは、

「○○さん、治療効果が素晴らしいですね！」

「歯がとっても綺麗になってきましたね！」

など患者様を褒めたり、

「ご主人様とのご旅行はいかがでしたか？」

といった雑談をしたりしながら、緊張を解きほぐしていきます。

ちょうどお笑いライブの前座のように、歯科医師が治療を始める前に場の空気をあたためておくイメージです。

そして「どんなことに恐怖を感じるのか」「前の歯科医院ではどんな体験をされたのか」といった患者様とのお話から得た情報は、担当歯科医師に共有します。

すると歯科医師は、「この方は光に敏感とのことだから、アイガードが必要だな」

「治療器具の音が苦手な方だから、少しずつ様子を見ながら治療しよう」といった対処をスマートに行えます。

患者様側も、そのような対応を受け、歯科医師に対しても信頼感を抱くようになるでしょう。

また、

「○○さん、あと2回通えば治療は終わりです！」

など診療のゴールをできるだけ明確にすること。

そして、

「とても頑張っていらっしゃっていますね！」

「○○さんなら大丈夫です！」

といったエールを送ったり、

「少しお休みしましょうか」

と患者様のお心に配慮したペース配分のサポートをしたりするのも、歯科心理カウンセラーの大切な役割です。

誰でも、終わりが見えないことは諦めてしまったり、挫けそうになったりすることもあるかと思います。

だけど、マラソンのように「ゴールがあと何キロ先にある」とわかっていれば、なんとか走り切れるはず。

また、沿道の声援やともに走る人の存在も力になります。歯科診療もこれとまったく同じことです。

歯科心理カウンセラーは、走り続ける患者様をいつもそばで応援する強力なサポーター、ペースメーカーとしても力を発揮することができるのです。

歯科心理カウンセリングの特徴とメリット

歯科心理カウンセラーの役割をご紹介したところで、クリニックに歯科心理カウンセラーがいることで得られるメリットについても、触れておきたいと思います。

私は、「患者様」「歯科医師やスタッフ」「クリニック全体」の3方向に対して、大きなメリットがあると考えています。

まず何と言っても「心配や不安を軽減してくれるから、安心して歯医者に通える」「歯科恐怖症の克服に向けてサポートしてくれる」という患者様が感じるメリットがあります。

私は、長年沢山の歯科恐怖症の患者様にお会いしてきて、「何でも安心して話せる人がいる」ことが、患者様にとってどれほど心強いものなのか、身をもって実感してきました。

「こんなことを言ったら変に思われるかも……」と他人には言うのを躊躇してしまうような、ご自身の辛さ、悩みを否定せず親身になって聞いてくれて、受け止めてくれる。怖い治療を無理強いすることなく、自分に合わせて進めてくれる。

「あのカウンセラーさんがいれば大丈夫」。

患者様にとって歯科心理カウンセラーは「お守り」のように感じるのだと思います。

そんな歯科心理カウンセラーのいるクリニックは、患者様の「ずっと安心して通える場所」になるでしょう。

実際、当院では歯科心理カウンセリングを受けた殆どの患者様が治療をスタートできています。

不安や恐怖心は診療の都度お伺いしていますし、その方のペースで治療を進めること、そしていつでもすぐに何かあれば治療を中断できる環境であるということをお伝えし、さらに静脈内鎮静法での治療も選択できますから、痛みが怖い方も「大丈夫」

と実感を重ねることで通院できるようになっていらっしゃいます。

最初は緊張でガチガチだったのに、治療が進むうちに別人のように笑顔やリラックスした表情や会話が増えてくる患者様をこれまで数えきれないほど見てきました。

歯科心理カウンセラーの存在は、歯科恐怖症の患者様のみならず、院内でともに働く歯科医師、スタッフにとっても大きなメリットがあると思っています。

前述したように、歯科心理カウンセラーが患者様の情報を共有することで、歯科医師はより円滑に治療を行うことができます。

そうした治療を重ねていくことで、患者様の満足度を高め、患者様と歯科医師の信頼関係を強固にできるのは、非常によいメリットだと思います。

本来であれば歯科医師が行う治療方針の説明などを代行し、治療に専念できる環境をつくってくれることも、歯科医師にとってはメリットといえるでしょう。

また、歯科心理カウンセラーのコミュニケーション力は、ほかのスタッフにも波及します。

そうしたスタッフが増えるとクリニック全体が明るくなり、雰囲気も良くなります。

当院では、院内でも歯科心理カウンセラー養成セミナーを実施しているのですが、セミナーをすればするほどスタッフの表情や物事の捉え方、仕事への熱量まで確実に良い方向へ変化していると感じます。


はじめはコミュニケーションに苦手意識を持っていたスタッフも、だんだんと自信がつき、積極的に患者様にお声掛けする姿を多く見かけるようになりました。

そんな笑顔のコミュニケーションが絶えない明るいクリニックは、患者様も来院しやすくなりますし、職場環境としても良いものだと思います。

セミナーを始めたことで、スタッフの皆様がより当院を愛してくれるようになったと感じます。

これは私にとってとてもうれしい変化です。

そして歯科心理カウンセラーの存在により、患者様が通いやすいクリニック、スタッフが働きやすいクリニックになることは、言うまでもなくクリニック全体のメリットです。

20人に1人いるといわれる歯科恐怖症の患者様はもちろん、症状がない患者様にも安心して治療が受けられることは、他院と大きく差別化できますし、コンビニよりも多く存在する歯科の中から「選ばれる歯科」になることができると考えております。

また

「○○さん、何か困ったことはないですか?」

「今日の治療はいかがでしたか?」

といった声かけをこまめに行うなど、「患者様がどんなことでも安心して話せる環境」づくりは、患者様の中に生まれた不安や不満の芽を早めに摘みとることにもつながります。

クリニック全体のクレームやトラブルの減少も期待できると思います。

このように、歯科心理カウンセラーがクリニックにもたらすメリットは多岐にわたります。

患者様にとってはもちろん、歯科医師やスタッフにとっても、クリニック全体にとっても非常に心強い存在であることがおわかりいただけたら、とても嬉しく思います。

ＴＣ（トリートメントコーディネーター）とはどう違う？

歯科の職種というと、歯科医師、歯科衛生士、歯科助手、受付などをイメージされる方が多いと思いますが、最近はＴＣというポジションを置くクリニックも見かけるようになりました。

ＴＣとは「トリートメントコーディネーター（Treatment Coordinator）」の略称で、歯科医師と患者様の間に入って、処置の流れ、料金の説明や提案、ときには治療に関するカウンセリングなどを担当します。

欧米の歯科では一般的ですが、日本ではまだなじみが薄い職種です。

患者様と１対１でお話しするという意味で、ＴＣの仕事は歯科心理カウンセラーと似ています。

しかし歯科心理カウンセラーは、「歯科恐怖症を専門にしている」「患者様の心理面をサポートする」という点で、TCとは異なります。

例えば、TCは基本的にスポット的な役割であるのに対し、歯科心理カウンセラーは初診のみならず、その後の治療もずっと励ましたり、褒めたりしながら長期的に伴走していく役割である点にも違いがあります。

さらには、患者様のお名前や年齢、飲んでいるお薬、現在の症状を確認するまでは同じだと思います。

ですがTCは、その後の
「なぜ今まで歯医者に来られなかったのですか？」
「歯科治療で、ご不安なことや怖いことはありますか？」
「前に通っていらした歯医者さんで、何かお辛い経験がありましたか？」
といった患者様の心理的な背景まで一歩踏みこんで聞くことは稀なケースです。

そのように似て非なる職種ではあるのですが、私はＴＣが歯科心理カウンセラーを兼任できたら、患者様やクリニックにとってより良いと思っています。

なぜならＴＣと患者様とのやりとりは、お金の話も含むため無機質なものになりがちだからです。

例えば、診療中にＴＣがやってきて、

「被せ物はどれにいたしますか？　保険適用なら○○円くらい、自費診療なら10万円から100万円くらいまで種類があります」

といった話をした場合。

患者様からすれば、何となく「あ……もしかしたら高いものを売られてしまうかも」と少し身構えてしまうかもしれません。

ではそこにプラスアルファで、歯科心理カウンセラーが得意とする「心に触れるコミュニケーション」ができたらどうでしょう。

例えば、「○○さん、今日はお忙しい中来ていただいてとてもうれしいです」と、お名前を呼んで来院の感謝を伝えると、患者様はとても喜んでくださると思います。「治療とても頑張っていらっしゃいますね。今日は被せ物のことでお話しさせてもらってもよろしいですか？」

そんなふうに、自然に本題に入っていけばリラックスしてじっくり選択ができるでしょう。

もちろんTCに限らず、歯科衛生士や歯科助手、受付など他の職種でも、歯科心理カウンセラーの兼任は可能です。

理想を言えば、私のように歯科医師が歯科心理カウンセラーを兼任できればベストですが、現実的に「できればやりたいけれど、手一杯で難しい」というクリニックが多いと思います。

全てのスタッフがそのスキルを持つことで新しくカウンセラーを雇う必要もないので、院長先生はじめ、クリニック全体の負担も軽減できると考えます。

TCをはじめ既存の職種の方に歯科心理カウンセラーを兼ねていただくことで、もっと多くの困っている患者様の心や口腔内を救ったり、「クリニックに行きたいけれど行けていない」患者様に来ていただけたり、リピーター患者様を増やしたり。そうした相乗効果も期待できます。

歯科医師との理想的な役割分担は？

では、歯科医師と歯科心理カウンセラーの関わりについても、もう少しお伝えしていきたいと思います。

両者の役割の違いをわかりやすくご説明すると、口の中に触れることができるのが歯科医師、心に触れることができるのが歯科心理カウンセラーです。

もちろん前述のとおり、歯科医師が歯科心理カウンセラーを兼ねることができれば、ひとりで両面をカバーできます。

しかし、それでは歯科医師にかかる負担が大きくなります。当院のように小さなクリニックの場合は、なおさらそうだと思います。

ですから、それぞれの役割をそれぞれが理解し、上手に分担していくことがとても大切です。

それにより歯科医師は自分の仕事に集中できるので、より質の高い治療を患者様に提供できます。そして歯科心理カウンセラーは、より患者様の心に寄り添った丁寧なカウンセリングができるのです。

例えば、抜歯は不安がる患者様が多い治療ですが、お得意のドクターは沢山いらっしゃると思います。

とはいえ、ご自分から「私は抜歯が得意でして……」なんてなかなか言えないですよね。

そんなとき「先生は抜歯がとてもお上手なので、心配なさらないでくださいね」といったひと言を歯科心理カウンセラーが伝えたら、患者様はとても安心されると思います。

歯科医師としても、その後の治療が非常にやりやすくなるでしょう。

もちろん嘘をつく必要はありませんが、そうした＋αのあたたかい言葉で、歯科医師の治療をフォローできるのも、歯科心理カウンセラーならではのスキルだと私は思います。

私は患者様の「満足度」は、治療と心理の両面を総合して評価されるものだと考えています。

治療だけに長けているクリニックと、それに加えて心のケアまでできるクリニックとでは、後者の方が圧倒的に患者満足度は高く、ずっと通い続けてくださるリピーター患者様も増えると思います。

それには、歯科医師と歯科心理カウンセラーがそれぞれのスキルを発揮しながらタッグを組むことが必要不可欠なのです。

当院では、大変ありがたいことに長く通い続けてくださる患者様が多くいらっしゃいます。

9割以上はリピーター患者様ですし、遠くからわざわざお越しくださる患者様も少なくありません。

治療すべきところを治療させていただき、その後大きな治療が必要ではない方もきちんと定期的にクリーニングやメンテナンスに来てくださいます。中には診療はない日にもかかわらず「先生やスタッフさんの顔が見たいから寄ったよ」と来てくださる方も（笑）。

本当にうれしい限りです。

手前みそになってしまいますが、これは地道に口の中と心の中、両面からアプローチしてきた結果だと自負しております。

歯科心理カウンセラーに必要な知識、勉強は？

ここまでお読みになり、「歯科心理カウンセラーになる（を育てる）にはどうすればよいのだろう」と気になられている方もいらっしゃると思います。是非プロフィール欄記載のＨＰから歯科心理カウンセラー育成セミナーへご参加ください。

本項では、私が10年以上活動してきた中で得た、歯科心理カウンセラーに必要な知識や勉強、適性などをお伝えしていこうと思います。

歯科心理カウンセラーには、「歯や口腔内の基礎知識」に加え、「歯科心理」や「接遇、サービス」のスキルが必須です。

ご紹介してきたように、歯科は「口腔内という触れる臓器の中を治療する」という点で、他の病院とは異なる特殊な場所です。そのような場における患者様の心理状態を考えながら、丁寧に寄り添うようなカウンセリングを行うにはこの3つが欠かせないと思うのです。

より具体的にイメージしていただくために、歯科心理カウンセラーに必要なことと、歯科心理カウンセラーのタブーの両方をまとめてみました。

・歯科心理カウンセラーに必要なこと

1．口腔内の特殊性への理解……人間の中で唯一触れてセルフケアできる臓器であること、見せることや触れることに不快感を持つ人もいることなど

2．優しさ、気遣い……緊張や恐怖を抱いて来院くださる患者様に対し、最大限に丁寧な接遇を心がけること

3．思いやり、寄り添う気持ち……患者様が今どのような気持ちでいらっしゃる

か、を考えながら行動できる力

4．歯科医業は接客業だという認識……患者様が来てくださるから歯科の経営は成り立っていること、おもてなしの気持ちで接する力（こちらがあるとリピーター増加にもつながります）

5．コミュニケーション力……歯科心理カウンセラーには、特に「話を聞く力」が重要

6．視野の広さ……患者様や歯科医師、スタッフの動き、心理を想像し、自分は今どのように動くべきか判断できる力

7．臨機応変力……思ってもみなかった出来事やトラブルにも、柔軟に対応できる力

8. 明るさがあるとなおよし……いつも笑顔で明るいカウンセラーは、患者様の緊張をほぐし、クリニック全体を笑顔にします。

9. 自分の感情は自分がコントロールするものと知っている……患者様の心に触れるには、まずカウンセラー自身のメンタルヘルスを整えること。自分を律する力も求められます。

10. 守秘義務の遵守とクリニック内の情報共有……カウンセリングで知り得た情報は家族であっても口外しません。ただしクリニック内では積極的に情報共有することで、円滑なコミュニケーションや細やかな対応につながります。

私は歯科心理カウンセラーとして活動するにあたり、「メンタル心理ヘルスカウンセラー」と「メンタル心理アドバイザー」の資格を取得しました。

歯科心理カウンセラーは、患者様の心に触れる職種ではありますが、「カウンセラー自身のメンタルが安定していて、幸せでいること」も実はとても大切なのです。

心が少し疲れていたり、緊張していたりする患者様を安心させて、良い気分や笑顔にするにはまず、自分自身がそのようなマインドでいる必要があるからです。
カウンセラーも患者様と同じような精神状態でいると、負の方向への加速が強くなり、お互いにとって良くありません。

自分の感情は自分でコントロールできること。物事の捉え方、考え方ひとつで幸せはいくらでも見つけられること。そうしたことを理解する上でも、心理学やメンタルヘルスの知識が非常に役立っていると感じています。

そういったことを踏まえ、歯科心理カウンセラーに向いている方の特徴、目指すべき資質としては以下のことが挙げられるのではないかと思います。

○小さな幸せに気付くことができる
○自分が幸せだと気付くことができる（日本に生まれただけでもとても幸運ですよ

ね）

○ポジティブ思考、プラス思考
○メンタルの状態が良好
○向上心がある
○身だしなみをきれいに整えることが社会のマナーだと心得ている

もともとこのような資質をお持ちの方であれば、歯科心理カウンセラーの適性があるといってよいでしょう。

もしお持ちでなくても、知識を深めることでご自身の心の状態はコントロールできるようになると思います。

歯科恐怖症を改善するには、初回のカウンセリングが「肝心」だと考えています。

なぜなら、患者様と初めて対面する場であり、患者様がこの先もずっと通えるかどうかはこのときにかかっていると言っても過言ではないからです。

当院では30分〜1時間をかけて、患者様のお話を伺っていますが、カウンセリングを受けた9割以上の患者様が早期に治療を始めることができています。

カウンセリングをよりよいものにするには、前述したような歯科心理カウンセラーに必要なポイントを意識することに加え、「これだけは絶対にしてはいけない」タブーポイントも押さえておくことが大切だと思っています。

皆様にもぜひ共有したいと思います。

・歯科心理カウンセラーのタブー

◯患者様の話をさえぎり、自分の意見を述べる
◯患者様の心と身体に痛みを与える
◯他院批判と捉えられるような発言をする
◯患者様の話を聞かない
◯無理強いや急かすこと
◯ネガティブな発言や雑な対応

○パーソナルスペースを狭めすぎる

これはカウンセリング中に限らず、診療中にお話するときなども含めて、いつも心に留めておいていただくとよいと思います。クリニック全体でも共有しておくとよいでしょう。

見た目ではわからなくても心が傷ついている方と向き合っていること、お話をしているということを、いつも忘れないようにしたいですね。

歯科心理カウンセリング協会の設立について

歯科心理カウンセラーについていろいろとお伝えしてきましたが、ご理解を深めていただけましたでしょうか。

「歯科恐怖症や歯科嫌いで悩む人をゼロにしたい」

私は常々、この思いを胸に活動を続けてきました。

しかし、私一人の力だけでは到底叶えることはできません。

実現するためには、まず歯科心理カウンセラーの存在をもっと多くの方に知っていただくことだと思っています。

その「はじめの1歩」が、歯科心理カウンセリング協会の設立です。

歯科心理カウンセラーは、今後日本の歯科業界に欠かせない職種になると考えています。

なぜなら、繰り返しになりますが、歯科恐怖症や歯科嫌いで困っている方、歯医者に行けなくて悩んでいる方は日本全国に本当に数多くいらっしゃるからです。

「ドクターに患者様がつく」ことはよくありますが、将来的に必ず「歯科心理カウンセラーに患者様がつく」時代が来ることでしょう。


協会の設立を通じて、思いに賛同していただけるクリニック、歯科医師、そして歯科衛生士、歯科助手、TC、DC、受付といった歯科の現場で働く「コ・デンタルスタッフ」の皆様との輪を広げていきたいと思っています。

そのためには、私がこれまで経験してきたこと、学び得たことは惜しみなく共有させていただきたいです。


私の思いには続きがあります。

それは、歯科心理カウンセラーが広まることで、日本全国にカウンセリング文化が根付くことです。

欧米の医療機関では一般的でも、日本にはまだまだカウンセリング、カウンセラーの存在は浸透していません。

ですが私は「世界的に幸福度が低く」「引きこもりや自殺率も高い」日本こそ、カウンセリング文化が必要だと強く感じているのです。

「自分の話を聞いてくれる」「励ましながら伴走してくれる」

そんなカウンセラーの存在が当たり前になれば、多くの人が今よりもっと楽に生きることができるのではないでしょうか。

歯科心理カウンセリング協会は、歯科心理カウンセラーの普及はもちろん、歯科のみならず医療業界全体が患者様にやさしく寄り添う現場になることを目指して、取り組みを進めていきたいと考えています。

第 4 章

歯科心理カウンセラーがいる歯科医院

エントランス、院内を明るく楽しい雰囲気に

第3章では、歯科心理カウンセラーがどんな役割を果たすのか、また歯科心理カウンセリングにはどのような知識が必要なのか、お伝えしてまいりました。

これから認知を広げていこうとしている「歯科心理カウンセラー」という存在。実際カウンセラーがいるとどうなるの？　と思われる方もいらっしゃるでしょう。

そこで4章では、歯科心理カウンセラーがいる当院がどのようなことに気を付けて患者様と接しているのか、お伝えしていきます。院内がどんな雰囲気なのかを少しでも感じていただけたら幸いです。

第3章でもお伝えいたしましたが、歯科の治療は「受付時」患者様が予約をとるタイミングから始まっていると私は考えています。

当院にいらっしゃる方は「歯医者嫌い」の患者様であることがほとんど。

歯科恐怖症の患者様は、「この歯医者は私が通える歯医者さんなのかしら……」と大きな不安感をもってご来院されます。

そういう意味で、一般の患者様よりも当院を見る目は厳しくなっている、といってもいいでしょう。

当院では患者様の不安感や緊張感をなるべく減らすために、エントランスや院内の雰囲気を明るく優しい雰囲気にしています。

まずエントランスには、動物モチーフのインテリアを置き、患者様の不安を和らげます。

院内の壁には、簡単に貼ったりはがしたりできるウォールステッカーを貼付。

私自身グリーンやお花を飾ることが好きなので、くつろいでいただけるような空間を心がけています。

一面にお花模様が広がるのは、診療室も同じ。

空間全体を無機質な印象にしないよう、気を付けています。

また、休診日等のスケジュールや患者様へのご案内はスタッフが手書きし、文字のあたたかみが伝わるよう工夫しています。

貼り紙を読まれた患者様からは、「かわいい絵でほっこりします」「手書きの文字もいいですね」のようなお言葉をいただくこともあります。

インターネットが普及し、お知らせもパソコンのフォント文字を使う時代。ちょっとしたことですが、患者様が受ける印象は違うようです。

さらに当院が院内の雰囲気と同じくらい、気を付けているのが「におい」です。皆様も歯科医院に来た時、病院特有のにおいがツンと鼻をついたことはありませんか？

あのにおいの主な正体は、歯科治療で使用する薬剤。

ご存じの通り院内は徹底した衛生管理を行っているため、あらゆる部分の消毒を行います。

しかし、そういったにおいがトリガーとなって、「前までの歯科医院での嫌な思い出がよみがえってしまう」「怖い気持ちがする」とおっしゃる患者様も少なくありません。

そこで当院では、こういったにおいの消臭にも徹底的にこだわっています。

これまで挙げてきたようなことは、大きなリフォームやお金のかかることではありません。

むしろ「こんな小さなことでいいの？」と思えることばかりのはず。

ひとつひとつは小さなことですが、そういった心配りが患者様の気持ちをやわらげ、歯科医院に行く心の敷居を下げてくれると思っております。

初診は患者様の話をじっくり聴く時間

これまでに何回もお伝えしてまいりましたが、私は常に「患者様にとって初回がとても大切。お話をじっくり聞く時間に充ててください」とスタッフに伝えています。

初めて歯科医院に来られる患者様は、多かれ少なかれ心身共に弱っている方がほとんど。

歯に痛みや違和感を抱え、頑張って来院されるわけですから、心の中では「優しくして欲しいな」と思っていらっしゃるはずです。

自分に置き換えてみるときっと、そう思うのではないでしょうか。

私もどこか具合が悪かったら病院にかかりますが、そういうときこそ優しく接してほしいし、労わってほしいと思ってしまいます。

一般的な病院であれば、いつから調子が悪いのか、どこが痛むのかなど症状に関する情報を患者様から聞き出します。

それと問診によって治療方針が決まるのですから、患者様からお仕事の状況や家庭環境など、患部に関係のないお話は聞かなくてもよいかもしれません。

しかし、「歯科」はそれだけでは足りないと私は考えています。

歯は心、とお伝えしてまいりましたが、歯は生活のあらゆる出来事と関連づきやすい部分だからです。

例えば、

「歯が痛くて3日前から眠れなかった」

「そのことで仕事のパフォーマンスが落ちて、自分の業務に支障が出てしまった」

「上司から注意されることがあって、悲しかった」

など、歯に関することは、それだけ日常生活に大きな影響をもたらすのです。

だからこそ、初回で私たちは患者様が抱える歯の痛みや悩みに関することはもちろん、どこからいらっしゃったのか、お仕事は何をされているのか、どんな日常生活をされていらっしゃるのかなど、じっくりとお話を伺うよう、歯科心理カウンセリングを申し込まれた方にはお時間を頂戴しております。

ちなみに、歯科心理カウンセリングの有無にかかわらず、当院の問診票は他院とは少し異なっています。

ご家族の年齢や、趣味、飼っているペットの名前などを書き込む欄をあえて設けることで、患者様とのコミュニケーションをしやすくしているのです。

歯科心理カウンセリングの話に戻りましょう。

初回に時間をとってお話させていただくと、

「こんなことまで話していいのかしら?」

「このことは歯には関係ないかもしれませんが……」

などと患者様のほうから話されるのを躊躇される方もいらっしゃいます。

しかし、私どもは、

「○○さんさえよければ、そのお話も詳しく聞かせてください」

と言って、お話をさえぎることなく詳らかにお話していただくようにしております。

そうすることで、患者様ご自身が「ここは私の話を聞いてくれる」「私をきちんとみてくれている」という実感がわき、ひいては「ここなら通えるかもしれない」といって当院を選んでくださるのです。

手前みそになってしまうかもしれませんが、初回でじっくりお話を伺った後の次回の診察予約率はほぼ100%、またキャンセルもほとんどありません。

本当に優しく穏やかな患者様ばかりに恵まれて、私どもも日々楽しく、充実した診療を行わせていただいております。

初回でしっかりお話を伺っておくと、2回目、3回目と治療が進んだ際もさまざまなことを患者様みずからお話してくださいます。

「この間ここに旅行に行ったのよ」

「孫と遊んで疲れちゃったんだけど、かわいくてね……」

なんてお話が出るたび私たちもまた、患者様のことを深く知る機会をいただけるのです。

何より、患者様のお顔を見て密なコミュニケーションをしていると、次第にちょっとした変化に気づくようになります。

「あ、○○さん髪型変えられました？　お似合いですね～！」

といったポジティブなものから、

「○○さん、ちょっとお疲れ気味ですか？　顔色がすぐれないようですが……」

といった体調面にも気遣えるようになるのです。

こうした積み重ねがあることで、患者様にとっても歯医者そのものが「行きたい場所」に変わっているのではないかと僭越ながら感じます。

しかしながらそれこそが、今後医療提供者が目指すべきひとつの医院のあり方かと感じています。

圧迫感を与えないよう目線を下げて話す

私や当院のスタッフは、患者様とお話しする際、必ず患者様の目線より低い位置からお話しするようにしています。

なぜなら歯科恐怖症の患者様は、「歯科医師やスタッフから威圧的な態度をとられた」ということが発症のきっかけになっている方も少なくないからです。

人は、高い目線から見下ろされると、相手に対して威圧や圧迫、緊張感を抱くものです。

せっかく「歯医者が怖い方のための歯科医院」にお越しいただいたのに、また怖い思いをさせてしまうわけにはいきません。

こちらの目線を下げることで、私やスタッフに対してやさしく柔らかい印象を持っていただき、「何でも話していいんだ」とリラックスしていただけたらと思っております。

例えば、患者様が待合室のソファに座っていらっしゃるときは、このような対応をしています。

◯「お隣よろしいでしょうか？」とお伺いしてから隣に座り、首を少し傾けながら
　患者様の顔を見てお話しする。

◯床に立ち膝をして、患者様を見上げる形でお話しする。

診療時も、腰をかがめて患者様の目線より低い位置から話しかけることを心がけます。

「圧迫感を与えないためとはいえ、歯医者なのにやりすぎじゃない？」と思われるかもしれませんね。

私がこのようなことをするもう一つの理由には、「歯科医業は接客業」だと常々考えているから、という事もあります。

歯科は、「むし歯や歯周病を治せば終わり」という場所ではありません。

口腔内の健康を保つには、治療を終えた後も、定期的なメンテナンスでチェックを続けていく必要があります。

歯は一生使うもの。

ですから、歯科医院と患者様の関係もまた〝一生もの〟だと考えております。

全国に数多ある歯科のうち、当院を選んでいただいた。

しかも、歯科治療に対して不安や恐怖があるにも関わらず、頑張って来てくださった。

そんな患者様には、心から敬意を表し、礼儀正しく、あたたかくお迎えするべきだと思っています。

また言うまでもないことですが、患者様が来てくださるからこそ、クリニックの経営は成り立ちます。

お一人おひとりを大切に、丁寧に対応することは当たり前だと考えます。

「お辛い中、勇気を出して来ていただいてありがとうございます」
「寒い中、ご来院ありがとうございます」
「貴重なお時間をいただき、本当にありがとうございます」

私も含めて、当院ではそんな挨拶が日常的に飛び交います。

歯科医院ではなかなか耳にしないそのような言葉に、これまでの思いがあふれて涙する患者様もいらっしゃいます。

「目線を低くして話す」「気持ちに寄り添う」「感謝する」本当にちょっとしたことですが、それだけで患者様はとても安堵されます。

感動される方もいらっしゃいます。

こうした接遇の積み重ねで、当院を〝一生付き合うクリニック〟に選んでいただけたら、これ以上幸せなことはありません。

このような取り組みは、ぜひ他の歯科にもどんどん広げていきたいと思っております。

すべての歯科医院があたたかく安心できる場所になれば、歯科恐怖症患者様がゼロになる日も必ずや来ると信じています。

ちょっとした気付きに会話のヒントがある

ここまで、院内の雰囲気や、患者様とお話しする際気を付けていること、心がけていることをお伝えしてきました。

読んでくださった方の中には、

「患者様とお話しするきっかけをどうやってつくっているの？」

と疑問に思われる方もいらっしゃるかもしれません。

スタッフからもよく「会話をどう進めていけばいいかわからない」と相談を受けることがあります。

そんなとき、私は「感謝」と「褒める」の2つでお話のきっかけをつくるようアドバイスをしております。

まずは「感謝」。これは言うまでもありません。

日本に、またお住まいの地域に数多くある歯科医院の中から、わざわざ当院を選んで来てくださった。

そう思うと、自然と

「○○さん、今日も来てくださりありがとうございます」

「お会いできてうれしいです」

という気持ちに自然となります。

もし、少し遠方から来られている方でしたら

「遠いところ、ご来院くださりありがとうございます」

とお伝えできますし、仕事や家事、育児で忙しい中来院された患者様であれば、

「お忙しい中本当にありがとうございます」

とお伝えすることができます。

つぎに「褒める」ということですが、こちらは言い換えると患者様の「良いところを見つけてみる」ことでもあります。

例えばお洋服、髪型、スタイルや姿勢、持っているおカバンなど、「素敵だな」と

感じた部分を見つけてみる。

それをあとは素直にお伝えすればよいのです。

当院では歯科心理カウンセラー及びスタッフの方々に、患者様を「褒める」ことにフォーカスしていただいています。

大人になればなるほど「褒められる」ことは減少する傾向にあります。

当院のスタッフは患者様の良いところを見つける名人なので、患者様には、「ここに来ると皆が褒めてくれるから気分が良い」や、「ここには褒めてもらいに来ている」とおっしゃる方もいる程です。

中には、「自尊心や自己肯定感があがる」おっしゃられる患者様もいらっしゃいます。

患者様の嬉しそうなお顔を拝見し、私はとても幸せな気持ちになります。

ある女性の患者様で、とても素敵にお洋服を着こなされている方がいらっしゃったので、

「わ〜○○さん、本当に素敵なお洋服……!」

とお伝えするとその方は笑顔で、

「あら、そう？　これね、自分でつくったのよ」

と教えてくださいました。

私もスタッフも2度びっくり（笑）。

良いところをお伝えするだけで、思いもよらない素敵なエピソードをお聞きできる場合もあるのです。


それでもなかなか難しい、という場合は少し視点を変えて、「歯科医院に来てくださっている」ことを褒めるポイントにしてもよいと思います。

だって、そうですよね。

「痛みがないのに定期検診に来ている」「頑張って治療に通っている」ことは、「歯を健康に保ちたい」という思いの表れに他なりません。

こういった前向きな姿勢は、本当に素晴らしいことだと思います。

そういったことを素直に口にするだけで、患者様にもきっとこちらの思いが伝わるはずです。

こういった会話のキャッチボールを繰り返していくことで、私たちも「こんな風に患者様と接すればよいんだ」と感覚がつかめてくることが多いのです。

会話のきっかけさえ作ることができれば、あとは患者様の興味や関心に合わせおしゃべりを楽しめばよいのです。

話し上手は聞き上手です。

患者様のお話をぜひ沢山聞いて差し上げてください。

会話が弾むのはちょっとした「気づき」から起こりうるもの。

そういう意味でも、ぜひ普段の生活の中から、周りの方やご家族、また自分の身の回りに起きたことに対してアンテナを張り、「良いところ探し」をしていただきたいと思っています。

治療・検査の金額や疑問点は納得していただくまでお話しする

歯科心理カウンセラーの仕事は、歯科心理カウンセリングで歯科恐怖症患者様の話を伺うことだけではありません。

治療についてきちんとご説明することも大切な仕事です。

具体的にどんな治療をするのか。

治療や検査にはどのくらいの費用がかかるのか。

特に治療内容や費用については、

「自分に耐えられそうな治療だろうか」

「自分の症状は特殊だから、すごくお金がかかってしまうのではないか」

「このクリニックで治療したいけど、あまりに高額なら検討しなくては……」

などは、患者様が言わずとも気になっていることです。

そのため、より丁寧にご説明します。

例えば、痛みを完全に抑えたい、オエッという嘔吐反応を感じたくないといった方には、麻酔量を調整したり、できるだけ喉の方に器具が触れないよう注意をしたりといった方法のほか、静脈内鎮静法（ＩＶＳ）という方法も選択できます。

それぞれの治療方法やコストを比較しながらくわしくお伝えし、患者様が納得した上で選択できるようにします。

治療方法にはさまざまな選択肢があること。
それぞれどのような器具や薬を使って治療を行うのか。
そして、その治療にはお金がいくら必要なのか。
さらに治療のメリットやデメリットといったことまでしっかりとご説明すると、患者様は疑問や不安が解消し、とても安心されます。

同時に、後々「こんなはずじゃなかった」といったトラブルやクレームを防ぐことにもつながり、クリニックとしてもメリットがあると考えております。

もちろんこうしたご説明は初診時だけでなく、日々の治療においても必要に応じて行っています。

さらには、「+αの気遣い」と笑顔。そして患者様が嬉しくなる一言をお伝えすることも忘れません。


また、歯周病が重篤なことや、歯に動揺があることなど、患者様に対して伝えにくいことは、先に良いことを話してから言いにくいことを話すといった、「話す順番」のほか、患者様が帰りがけに言いかけたことにしっかり耳を傾けるなど、患者様を不安・不快にさせないよう気を付けています。

歯科心理カウンセラーは、患者様の心の中に生まれそうなモヤモヤをできるだけ早めにクリアして、治療が完了するまでの道筋が見えやすいよう明るく照らして差し上げる。

そんな役目も担っているのです。

治療ができたことを一緒に喜ぶ

歯科心理カウンセラーは患者様の〝伴走者〟だとお伝えしてきました。

伴走とは、そばについて一緒に走ることです。

目指すゴールに辿りつくまでには、これまで患者様が抱えてきた辛さや苦しみの一つひとつだけでなく、喜びやうれしさもともに分かち合います。

「○○さん、治療はあと2回で終わりですよ。本当によく頑張っていらっしゃいます」

「今日のクリーニング、とっても上手に口を開けてくださいましたね」

「○○さんの歯、とっても綺麗になりましたね。私もとってもうれしいです」

患者様お一人おひとり、初めて来院されたときから見てきた患者様ですから、良い進展や変化はどんな小さなことでも、まるで自分のことのように嬉しいのです。

うれしい気持ち、頑張りを賞賛する気持ちは、必ず言葉にしてお伝えし患者様と共有するようにしています。


「悪いところはないのに、定期的に通われていてとても素晴らしいですね」

「もう半年もむし歯がないなんて、日頃の努力の賜物ですね。すごいです！」

たとえ治療する歯がなく定期検診に来られる患者様にも、喜びポイント、褒めポイントは実は沢山眠っています。


先日は、初回の歯科心理カウンセリング時に涙された患者様から「ここに来ると、みんなが褒めてくれるから通院が楽しみなんだ！」と素敵な言葉をいただきました。

褒められてうれしくない人はいないと考えております。

治療の励みになりますし「歯は確実にキレイになっているんだ」という患者様ご自身の自信にもなるでしょう。


実際、このようなお声掛けを続けていると、最初は怖くてできなかったこともできるようになる患者様が沢山いらっしゃいます。

ただし、だからといって治療を焦ってしまうのは禁物です。

できることが増えてくると、こちらとしてはついつい「次の治療へ」と思ってしまいがちですが、患者様にはそれぞれのペースがあることを私たちは常に忘れないように気を付けています。


もしかしたら、今日はギリギリの状態で治療をクリアできたのかもしれません。

たまたま体調やコンディションが良かったから、治療ができたのかもしれません。

あるいは、

「今日治療ができたのはうれしいけど、次の抜歯はまだ心の準備が……」

と内心ビクビクされているかもしれません。


順調に治療が進んでいるときも、まずは患者様のお気持ち、お考えをしっかり伺い確認していくことも忘れずに行っていきたい、と考えています。

決して無理強いすることなく、患者様の心の状態によっては「少しお休みしましょう」という提案が最適解のこともあります。

歯科心理カウンセラーは、伴走者として患者様を励まし、共に喜び合う存在であり、また患者様お一人おひとりに合った無理のないスピードを守るペースメーカーとしての役割も担っているのです。

歯科心理カウンセラーが、クリニックを変えていくカギに

50代女性、歯科恐怖症のWさんがいらしたときのお話です。

初回の予約のお電話をいただいたときも、実際いらしたときも優しい物腰で繊細な印象を受けました。

初回、お話を伺ってみるとWさんは、次のように話してくださいました。

むし歯が進行してしまい、前歯の被せ物の治療をしてから、歯茎が真っ赤に腫れるようになってしまったこと。

それでも頑張って歯医者に通ったのに、治療をすると「オエッ」という嘔吐反射が出てしまい、スタッフの方に冷たい目で見られて悲しかったこと、そして「歯茎の赤みをどうしても取りたいなら、被せ物を外した方がいいのかしら……」と思い詰められた様子で私たちにそう話すのです。

よっぽどため込まれていたのでしょう。

Wさんの目からはあとからあとから涙がこぼれていらっしゃいました。

ご本人は「被せ物が悪かったせいだ」と思っていらっしゃるようでしたので、私は実際にその被せ物を見せていただきました。

すると、とてもお似合いの綺麗なセラミックが入っていたのです。

私は「これは、被せ物が入ったせいではなさそうだな……」と感じましたが、それはWさんにはお伝えせず、まずはWさんのお辛かった過去の経験を聞くことに集中しました。


歯科恐怖症の方の場合、「きっとこうに違いない」と自分で診断をつけてしまい、その診断が誤っていることがよくあります。

しかし、これは無理もないことです。

ご自身の口の中はやはりわからないことが多いもの。

また、症状が出たり、見た目に変化が現れたりすると「きっと歯の状態が悪くなっている」と思い込んでしまうのです。

Wさんもそう思われていたようです。

歯のお痛み等は出ていなかったので、私たちはまず歯のクリーニングからご提案いたしました。

歯だけではなく、歯茎のクリーニングをすると、歯茎の赤みが取れてくることがあるからです。


そして2回目の治療の時、こう切り出しました。

「Wさん、今すごく綺麗にセラミックが入っていて、お似合いだなと思います。なのでまずは専用の機械を使って歯茎と歯のクリーニングから始めませんか？　それでもし歯茎の赤みが改善しなかったり、〝どうしても取りたい〟ということであれば、私たちはWさんのご要望に沿いたいと思います。いかがでしょうか……？」

Wさんは少し考えられた後、「わかりました、それでお願いします」と言ってくださったのです。

その後Wさんが気にされていた歯茎は徐々によくなり、被せ物をとらずに治療をすることができました。そして今では歯科への恐怖心も改善し、「来院するのが楽しみなので毎日来たいくらい」だとおっしゃって下さっています。

歯科心理カウンセラーの仕事は、繰り返しになりますが患者様に寄り添い、その方のペースで一緒に治療を進めていくことにあります。

Wさんの事例はまさに、その成功例といってよいと感じています。

本章では、歯科心理カウンセラーがいる当院が患者様とどんなふうに接しているのか、具体的にお伝えしてまいりましたが、歯科心理カウンセラーがいるイメージを少しつかんでいただけたのではないでしょうか。

歯科心理カウンセラーがいるクリニックと、いないクリニックでは歯科恐怖症患者様が受ける安心感はまるで違ってきます。

というのも、ドクターよりも心の拠り所になる可能性が高く、「このカウンセラーがいるからこの歯医者に通おう」と思っていただける可能性が高いからです。

そういう意味で歯科心理カウンセラーは、「歯科医院の未来を左右する存在」といえるでしょう。

それくらい重要なポジションですが、カウンセラーという職業は同時にカウンセラー自身にも幸せとやりがいをもたらす仕事だと感じています。

とくに歯科心理カウンセラーの方が歯科恐怖症の患者様のカウンセリングを行っていくと患者様からダイレクトに感謝され、頼りにしてくださいます。

患者様から「求められる」その感覚がご自身をまた一層成長させてくれるのです。

つづく第5章では、歯科心理カウンセラーがいることでの歯科医院側のメリットをお伝えしていきたいと思います。

第５章

歯科心理カウンセラーが歯科医療の未来を変える

患者様一人ひとりの個性を見極め、治療を進めていくことができる

いよいよ最終章となりました。

これまで歯科心理カウンセラーがどんな仕事なのか、また患者様とどう向き合うのかをお伝えしてまいりました。

今後、私は協会運営を通して歯科心理カウンセラーという仕事が広がり、より多くの患者様が歯科医院に通いやすくなる未来をつくっていきたいと考えております。

その前提として、5章では歯科心理カウンセラーがいることで歯科医院が享受すると考えられるメリットをお伝えさせてください。

歯科治療では、むし歯や歯周病といった症状であっても、患者様それぞれで行うべき治療は異なります。

例えばむし歯なら「むし歯の部分を削って被せ物や詰め物をする」という大きな治

療方針は同じであっても、どの素材を使って詰め物等をするのかは、患者様ご本人と一緒に決めていくからです。

この治療プロセスを協議するうえで、歯科心理カウンセラーの「声かけ力」「コミュニケーション力」が力を発揮します。

患者様がどんな状況で当院にいらしているのか。

どのような家庭背景をお持ちなのか。

また、患者様の性格や嗜好なども、対話を通して理解を深めていくことができます。

患者様の個性や特長を知ることで、より患者様が通いやすい環境を整えることができるのです。

とくに歯科恐怖症の方の場合、治療を進めていくうえで心配事や治療に対しての不安がつのると、治療を途中でやめてしまったり、あるいは頑張り過ぎて治療を続けることでご自身の精神状態が不安定になったりとさまざまな場面で通院へのハードルがあります。

私の患者様の中でも、

「先生のところにたどり着くまでに3～4軒病院を替えました」

「前に行ってたところの先生が怖くて途中で行くのを辞めてしまいました……」

という声を聞いてまいりました。

歯科心理カウンセラーは「伴走者」ですから、患者様のお困りごとや、不安などの「通院へのハードル」が出てきたとしても、そのお悩みを共有し、その都度解決していきます。

そのため、患者様も途中で心が折れることなく安心して治療を継続できる可能性が高くなるのです。

こういった配慮があるのとないのでは、歯の状態にも大きな影響を与えます。

例えば、治療を中断してしまうと、そこから菌が入り込み、歯の状態を悪くさせてしまうことがあります。それは歯科医院にとっても本意ではないでしょう。

だからこそ、「通いやすい雰囲気」「安心感」を常に患者様にご提供し続けることがとても大切なのだと考えます。

また、患者様からすれば、治療費や治療のスケジュール、歯の違和感といった「ドクターには言いにくいこと、聞きにくいこと」もあります。

その点、歯科心理カウンセラーがいればドクターに言えないこともしっかりとお聞きし、必要があればドクターにもお伝えするといった患者様とドクターの架け橋として効果を発揮します。

要望を直接言われるよりも、第三者を介した方がスムーズに話が通ることがあると思います。

歯科治療の場合もそれと同じです。

歯科心理カウンセラーという橋渡し役がいることで、業務が円滑に回る。そんな役割も担っているのです。

受診時間が短くても
きちんとこちらの真意が伝わる

歯科治療では、進度によって治療時間が短くなる場合があります。

例えば、

「30分待ったのに、治療はたったの5分だった」

「この間は20分くらいしっかり治療してくれたような気がするのに、今日は10分しかやらなかった。大丈夫なのかな？」

という場合、患者様は不満や不安を持たれる、と私たちスタッフは理解しなければなりません。


その点、歯科心理カウンセラーが居れば、必ず治療の最初にどんな治療をするかご説明することができ、最後には治療が滞りなく終わったことをお伝えすることができます。

その際、患者様から治療に関する何らかの質問があったとしても、歯科心理カウンセラーからきちんと状況を説明でき、安心してお帰りいただけます。

さらに、私たち歯科心理カウンセラーは治療時間の長さに関わらず、普段から患者様と雑談を交えた多くの会話をしております。

ご家族の話や、ご自身の話、ときにはプライベートな悩みをお話いただくこともあります。

そういった会話のキャッチボールを普段からしていることで、治療時間が短かったとしても、満足感を持ってお帰りいただくことができているのです。

私はよくスタッフの方々に、

「患者様には、はじめと終わりになるべく多くお声をかけてください」

と伝えています。

その理由は、患者様がいらした際は緊張されているので、それをほぐすためにお声をかける。

そして治療が終わるとどっと疲れが出るので、そこで患者様を褒めて労う。

細かいことかもしれませんが、患者様の立場に立って行動することで、患者様にこちらの熱意や思いやりというのは必ず伝わるものだと信じております。


最近も、とあるご高齢の患者様がいらっしゃいました。

その方が前回いらしたとき、「少しひざが痛い」というお話を聞いていたので当院の歯科心理カウンセラーは気にして、こんな風にお伝えしたのです。

「○○さん、順調に治療が進んでいますね。素晴らしいです！　うちは2階にあるので今日も階段を上るのが大変じゃなかったですか？　きちんと来てくださり、本当にありがとうございます……！」

するとその患者様は、

「うん、大丈夫です。ここはね、やっぱりスタッフの人がみんな優しいから来たくて来ちゃうから」

とにこにこ笑顔でそう話されたのです。

それを聞いたカウンセラーも周りにいたスタッフも思わずみんな笑顔になってしまいました。

患者様お一人お一人ときちんと向き合うこと、そして安心感を感じていただくことで、患者様は通ってきてくださるのです。

キャンセル率・フェードアウトが激減する

「患者様がなかなか増えない」

「患者様が定着しない」

「診療日間近のキャンセルやフェードアウトが多い」

そのような悩みを抱えている歯科医院は、意外と多いのではないでしょうか。

それも無理はありません。

何しろ日本の歯科医院は、コンビニエンスストアよりも多いという状況ですから、患者様にとってはいわば〝選び放題〟。

少し治療を受けてみて「ここは違うな」と感じてしまえば、簡単に別の歯科へ乗り換えられてしまいます。

より多くの患者様に定着してもらいたいと願うなら、患者様にクリニックを気に入っていただくほかないと考えております。

その点、当院では、ありがたいことに患者様の予約のキャンセル、フェードアウトはほとんどありません。

正確に数を数えたことはありませんが、キャンセルやフェードアウトをしてそのまま来られなくなってしまうのは、おそらく全患者様の1割に満たないでしょう。

歯科心理カウンセラーが本格的に稼働するようになって、キャンセルやフェードアウトされる方はさらに減少したと感じます。

「安心して口の中を任せられる」
「自分の悩んでいることを気兼ねなく相談できる」
「自分に合った治療が受けられる」

まさに歯科心理カウンセラーが患者様に対して行なっていることの積み重ねが、患者様の「ここに通いたい」「また行ってみよう」という気持ちにつながっています。

話をしっかり聞いてもらえた、褒めてもらえた、励ましてもらえた、治療内容をわかりやすく説明してもらえた。

そのようなあたたかく誠実な対応が、おそらく患者様にも伝わっているのだと思います。

歯科心理カウンセラーを養成、導入を行い、クリニック全体がそのようなあたたかい場所になることは、経営面にも確実なメリットをもたらすと私は考えています。


ちなみに、当院では次の予約がないままフェードアウトされた患者様が、2年ぶりに「入れ歯の調子が悪くてさ」なんて言いながらひょっこり来院されることや、1回キャンセルをされてしまって、数ヶ月経った後でも予約して来てくださることもよく見る光景です。

久しぶりにご予約してくださった患者様には、診療日の前に「ご予約ありがとうございます！　お会いできるのを楽しみにしております」と添えてお葉書をお送りすることもあります。


歯科医院に来るのに少し間が空いてしまうと、患者様は大なり小なり緊張してしまうもの。

「なぜずっと来なかったんだと怒られたらどうしよう」といった不安を持つ方もいらっしゃるでしょう。

そのため、その不安を少しでも和らげるために当院では、お葉書をお送りしているのです。

そしてもちろん来てくださった患者様は、たとえどんなにお久しぶりの方でも、ドタキャンから来なくなったままの方でも心から歓迎します。

歯科心理カウンセラーの知識をもってすれば、患者様がこれまで歯科に足を運べなかったり、かつてドタキャンしたりフェードアウトしたりしたのは、何らかの理由があったからだと容易に想像できます。

ご事情を乗り越えて来てくださったこと、そして、再び当院を選んでくださったことを思えば、自然と感謝の気持ちが溢れてきます。

歯科心理カウンセラーがいることのメリットは本当に沢山ありますが、リピート率に限っていえば、患者様に「おそらくここなら怒られないだろう」「自分のことを受け入れてくれるだろう」という認知があるからだろうと考えております。

　大変光栄に思うとともに、今後もそうしたあたたかな雰囲気で患者様をお迎えしたいと思っております。

患者様やそのご家族、友人などにもご来院いただける

当院では、一度ご来院を決めて訪れてくださった患者様のご家族、さらにはご友人と、患者様をご紹介してくださることがとても多いです。

これもまた、歯科心理カウンセラーがいる大きなメリットのひとつと考えています。

皆様も、飲食店やアミューズメントパーク等で素敵なサービスや体験を受けたり、褒めてもらったりしたら、周りの人にお勧めしたり、お話ししたくなりませんか？

私はそうです（笑）。

「聞いてきいて～すごく嬉しいことがあったの！」

とつい話してしまいます。

そうでなくても、お誕生日に店員さんなどから「おめでとう」と言ってもらえた

り、服装や持ち物を褒めてもらったり、また丁寧な接客をしてもらったら心に残って「また来よう」「今度は家族と一緒に来よう」と思いますよね。

人に優しくしてもらうと、どんな人でも喜びを感じそれをつい伝えたくなってしまうもの。


これは私の勝手な推測にすぎませんが、当院ではそのような「喜びの体験」があり、「自分と同じような体験をして欲しい」と感じる優しい患者様が多いのだと思います。

本当にありがたいことです。

歯科医院のスタッフからすると、

「忙しいのにさらに患者様に時間を使うなんて……」

とか、

「接客業のようにしなければならないの？」

と思ってしまう節はあるのかもしれません。

しかし、一度患者様と心を通い合わせることができると、「もっと患者様のことを知りたい」という気持ちになり、それがやがて「患者様のために何かしてあげたい」という気持ちになっていくと考えております。

当院のスタッフもそんな愛情深い素敵な方たちばかり。

決して大げさではなく、自ら前のめりになって、「患者様に何ができるか」を考え、日々満足感を与える行動をしてくださっています。

本書を読んでくださっている歯科関係者の皆様。

「自分にもできるのかしら」

と思われたかもしれませんが、まったく心配はいりません。

医療従事者という職業を選んだ皆様は、もともより心が優しく「人のために尽くしたい」という気持ちを持たれている方ばかりだと思います。

そういった方々こそ、歯科心理カウンセラーという職業は向いていると思うのです。

患者様の心をやわらげ、笑顔にする素敵な職業だということをぜひ心の片隅に覚えておいていただければ幸いです。

「もっとスキルを高めたい」という
歯科衛生士さんのモチベーションアップに

当院ではこの度、新たに人財募集をさせていただきました。

ありがたいことに予想を超える多くの方からご応募いただいたのですが、その中で40代の歯科衛生士さんのこんな言葉に、私はハッとしました。

「自分の武器のひとつとして、歯科心理カウンセラーの資格を取りたいんです」

その方はこんな風におっしゃってくださいました。

若い頃は仕事を覚えるために働いてきた。結婚や子育てといったことを経て40代となった今、ご自身が積み重ねてきた経験やスキルを活かし、新たなライフステージでも働き続けたい。

流行りの言葉で言えば、リスキリングになるでしょうか。

そのような歯科衛生士の方にとって、歯科心理カウンセラーという資格は武器、つまり、強みになり得るのだと。

そのようなことを教えてくださったのです。

「歯科心理カウンセラーという資格は、クリニックで働くスタッフの方々のモチベーションアップにもつながる」ということを、私は現役の歯科衛生士さんから教えてもらうことができたのです。


たしかに、歯科衛生士さんの場合（歯科医師もそうですが）、年齢を重ねるに連れて経験値は高まる反面、どうしても体力は低下していきます。

若い方と同じようにバリバリ働きたいのに現実的に難しい。

そんなジレンマを抱えてしまう方も多いでしょう。


とはいえ、人生100年時代。40、50代ならまだまだ仕事をしたいですし、できる限り長く続けていきたい。

しかし、採用という面で見れば、歯科衛生士の資格がある20代と40代の方であれば、前者の方が明らかに雇用されやすいという現実があります。

雇う側も年齢が若い方のほうが教育や体力面などで期待できるからです。

しかしそこに「歯科心理カウンセラー」という資格がプラスされれば、どうでしょう？

おそらく、年齢や体力ではない部分で勝負できるはずです。

もちろん、資格を取ることで歯科医院側からすれば患者様が安定して通院できる環境をつくることができます。

さらに応募してくださった皆様のお話を聞いていると、このような言葉も耳にしました。

「前の勤務先では、あまり患者様とお話しできませんでしたが、本当はもっとコミュニケーションが取りたかったのです」

これもまた、複数の歯科衛生士さんや受付、歯科助手経験のある方々に言われて納得することのひとつでした。

たしかにクリニックによっては、何よりも治療が最優先で、患者様との会話は必要最低限、余計なことは話さないといった方針を置くところもあります。

もちろん、それを否定はしません。

ですがやはり、そうした環境では、

「患者様との信頼関係が築けないのではないか」

「もっと関係性を深めることでより良い治療ができるのではないか」

といった疑問を持つ方や、患者様とのやりとりが少なく仕事のやりがいを感じられないという方もいらっしゃるのも事実です。


特に歯科医院は女性が多い職場であり、女性はコミュニケーションを取るのが得意です。

「歯科心理カウンセラーがいるここでなら、私のやりたかった仕事を実現できると思って応募しました」

そんなふうに言って来てくださる方もいらっしゃいました。

そういった意味で、歯科心理カウンセラーは、患者様を救うためだけではなく、歯科医療従事者（コ・デンタルスタッフ）の皆様がモチベーションを保ちながらやりがいを持って働き、生き生きとした人生を送るためにも重要なものだと確信しております。

患者様と信頼関係をいかに築けるかが医院の未来を決める

誤解を恐れずに言うと、私は患者様が歯科に継続的に来られるようになるなら、「少しくらい自分は損をしてもいいから、心と技術を尽くして診療にあたりたい」と常々考えてまいりました。

「それはわかるけれど、おぎはら先生の診療は少しやりすぎじゃない？　奉仕活動じゃないんだから」

ここまで読み進められて、そんなふうに思われている歯科医師の先生もいらっしゃることでしょう。

それは至極当然のことだと思います。

もちろん、クリニックを存続させていくためにもビジネスとして利益は大切です。

しかしそれ以上に私は、「患者様のお口の中を守る」ことに、強い使命感を持っているのです。
本当は歯科で治療やメンテナンスをしてきれいな歯、健康な口腔を保ちたいのに、歯科によって背負ってしまったトラウマによりそれを叶えられない方たちがいる。それならば、歯科医師として責任を持ってそうした患者様たちの力になりたい。心からそう思っています。

ありがたいことに、現在は初診で来られた9割の患者様がリピーターとして通ってくださっています。
その経験からお伝えしたいのは、患者様に定期的に歯科へ通い続けていただくには、「希望する治療が受けられた」「治療費に見合う効果が得られた」「心配や不安が解消された」「良い気分になれた」といったポジティブな体験を診療のたびにしていただき、「今日も来て良かった」という思いを重ねていただくのが必要不可欠だということです。

そう思っていただくためにも、少し過剰に思われるかもしれませんが、「歯科医業は接客業」としてとらえ、患者様を「おもてなしする」ことまで治療費に含まれていると私は考えているのです。

「損して得取れ」という言葉がありますが、まさにその通りだと思います。

目の前の患者様に寄り添いながら治療に当たるのは、一時的に見れば〝損〟かもしれません。

しかし、心を尽くした対応、誠意は必ず患者様に伝わります。

すると前述したように、大切な人にも「ここで治療を受けてほしい」とご家族や友人を紹介くださることにもつながっていきます。

つまり、長い目で見れば、一見〝損〟と思われるような対応も歯科医院の利益につながっていくと私は考えております。

とはいっても、当院が特別だとは決して思いません。

このような「おもてなしする」診療体制は、どんな規模の歯科でも実践できると思います。

ただ、今まで長く続けてきた体制をガラッと変えるのは簡単ではないですし、一からマニュアルを作ったり、指導をしたりといった時間を確保するのも難しいでしょう。

そこでお役に立てるのが「歯科心理カウンセラー」という資格の存在だと思っています。

スタッフの中のお一人でも歯科心理カウンセラーの知識を身につければ、クリニック全体の雰囲気に良い変化が起こると考えております。

患者様おひとりお一人に寄り添えるあたたかなクリニックは、みんなの心を照らす「よりどころ」にさえなると、私は思っています。

そうした患者様の心に寄り添う、明るいクリニックが増えていくことが、ひいては歯科業界の未来を明るいものにすると私は信じてやみません。

患者様の人生も、そしてスタッフ自身の人生もハッピーなものに

当院を見学しに来てくださった他院の先生から、先日こんなお言葉をいただきました。

「こちらの医院はまるでアメリカにある歯医者さんのようですね。活気があって、みんな生き生きとしていて……本当にすごいですね」

その方は、各国のクリニックを訪問されているとても有名な先生です。

その先生からのお言葉だからこそ、私は掛け値なしに嬉しかったのです。

それと同時に明るく優しい雰囲気を作り出しているスタッフさんと患者様に感謝の気持ちでいっぱいになりました。

私は歯科心理カウンセラーを世に広めていく活動をこれから本格化していこうと思っております。

そのうえでカウンセラーを志す方々にぜひ気を付けていただきたいのが、「まずは自分自身が幸せである」ことに気付くことです。

当院のスタッフたちは日々患者様のために心を尽くしてくださっていますが、ときには患者様からネガティブなお話を伺うこともあります。

そういったときに、いい意味で「仕事だから」と割り切って対応するように、とお伝えしています。

これもまた、長くカウンセラーとして活動していく秘訣だと私は思っているからです。

患者様のためを思って、自分自身の体力や精神を削って患者様に尽くす。

それはお話として美しいかもしれませんが、結果的にそういった行動は長く続きません。

続けられなくなることによって、もっとも悲しむのは患者様でしょう。

そういう意味でも、まずは自分自身を常にハッピーな状態に置いておくこと。

これがとても大事だと思っています。

自分をハッピーにするコツは大きく分けて2つあります。

1つは、「自分には、いいところも悪いところもある」とすべて受け入れることです。

ポイントは、長所も短所も評価せず、無条件で受け入れる、ということ。

これを自己受容と呼ぶのですが、この感覚が高まると自分が行う行動ひとつひとつに自信を持ち、自ら考えて動きやすくなります。


そしてもう1つは、「周りにあるハッピーを探すこと」です。

どんな小さなことでも、身の回りのことでも構いません。

例えば、今日も朝起きられて家族みんなで朝ご飯を食べることができた。

子どもと沢山おしゃべりできた。1人でゆっくりコーヒーを飲むことができた。

スタッフたちと美味しいお菓子を食べておしゃべりが弾んだ……など、自分の心が喜ぶことを認識しましょう。

そうすると意外と「自分ってハッピーな中で暮らしているんだな」と感じることが

でき、充実感を持って仕事しやすくなります。

私は今当院で働いてくださっているスタッフの方々にも「自分の人生と心をまずハッピーな状態にしてくださいね」と常にお伝えしています。


今後、歯科心理カウンセラーという職業が他の医院様にもどんどん広がり、歯科医院がより一層あたたかい場所になることが私の今一番の願いです。

それにはまず目の前の患者様と、スタッフの方々を幸せにすることから一歩ずつ歩みを進めていこうと思います。

おわりに

この本を手に取ってくださった全ての方に心から感謝申し上げます。

そして、ご縁に感謝いたします。

私は小学生の頃から、「歯と心は繋がっている」と感じていました。

というのも、小さい頃私は前歯がすきっ歯で、人前で笑う時はいつも手で口元を隠していたのです。

人前で笑うことが嫌でしたが、両親が矯正歯科に連れて行ってくれたお陰であっという間にすきっ歯は治り、私は口元を手で隠すことなく心から笑える様になりました。

この原体験が、「歯は心と繋がっている」という確信を持たせ、私を歯科医師に導いてくれたのです。

つい先日、驚いたことがありました。

私の娘が、何の脈絡もなく急に「歯って心だよね」というではありませんか。

私は思わず「何でそう思うの？　ママもいつもそう思ってる！」と叫んでしまいました。

「歯は心」、そして私の仕事は患者様の心に触れさせていただくこと。

そう思って努めてきた姿が娘にも伝わっていたなんて。

私は改めて、歯と心の健康向上に従事していきたいと強く感じたのです。

「歯科心理カウンセラー」は、日本の歯科業界にとって必ず必要な職種になると考えております。

寿命が延びる中でのキャリアアップ、育児と仕事の両立、超高齢化など様々な問題などがある中、歯科心理カウンセラーがいてくれて良かった、この資格があって良かった。

そう仰っていただけるよう日本歯科心理カウンセラー協会として活動して参る所存

です。

「歯科医院が患者様にとって暖かく優しい場所である様に」

そして、日本の医療現場全体がそうなる様に心より願ってやみません。

お優しい歯科恐怖症の方々のお心が少しでも軽く、そして楽になるのであればこんなに嬉しいことはございません。

最後になりましたが、本書を執筆するにあたり多くの方に多大なご協力をいただきました。

お世話になっている歯科業界の方々、患者様、帯を書いて下さった甘利明先生、いつもご指導いただいているCDAC代表雨宮啓先生、そして診療を支えてくださっているクリニックのスタッフ、本当にいつもありがとうございます。

また、両親、兄弟、親戚、友人今まで出逢って下さった全ての方々、並びに今回書籍を出版するにあたってご支援くださった水野様、岩崎様、高橋様、掛端様にも厚く御礼申し上げます。

そして、愛する主人と娘、猫のココ、いつも私を支えてくれてありがとう！

何よりこの本をお読みいただきました全ての方々へ、感謝を申し上げるとともにご健勝とご多幸を心よりお祈りして私の言葉としたいと思います。

２０２３年8月吉日

おぎはら聡美

おぎはら聡美 おぎはら さとみ

歯科心理カウンセラー／歯科心理カウンセラーインストラクター／歯科医師／歯医者が怖い方のためのさくら百華デンタルクリニック院長／メンタル心理ヘルスカウンセラー／メンタル心理インストラクター／アロマセラピスト

1980年12月　神奈川県秦野市生まれ。

2003年、玉川大学文学部英米文学科国際経営コース卒業後、東京歯科大学歯学部歯学科学士編入学。

2008年東京歯科大学歯学部歯学科卒業後、多くの患者様の治療を担当する中、歯科恐怖症の方々の治療を精力的に行う。「歯科恐怖症の方が来院しやすい医院をつくりたい」と、2020年1月、歯医者が怖い方のためのさくら百華デンタルクリニック（旧オダサガ歯科　健美サポートクリニック）を開院。以来、市内をはじめ、県外から来院する患者様は後をたたない。現在は「歯は心」をモットーに歯科心理カウンセラーの育成にも携わっている。


歯科心理カウンセラーの詳しい情報はこちら→ https://shika-shinri.com/

歯医者が怖い方のためのさくら百華デンタルクリニックホームページ（歯科心理カウンセリングお申し込みもコチラから）
→ https://odasaga-dental.com/

Facebook →日本歯科心理カウンセラー協会

Instagram →歯科心理カウンセラー　おぎはら聡美

「歯医者が怖いあなた」はまったく悪くない！
すべては歯科恐怖症の方の笑顔のために

2023年9月1日　初版第1刷発行

著　者　　おぎはら聡美
発行元　　サンライズパブリッシング株式会社
〒150-0043
東京都渋谷区道玄坂 1-12-1　渋谷マークシティ W22階

発売元　　株式会社　飯塚書店
〒112-0002 東京都文京区小石川 5-16-4
TEL03-3815-3805　FAX03-3815-3810
http://izbooks.co.jp

印刷・製本　中央精版印刷株式会社

ISBN　978-4-7522-9016-2　C0047